Der Darm
denkt mit

FSC
www.fsc.org
MIX
Papier aus verantwortungsvollen Quellen
FSC® C014496

Verlagsgruppe Random House FSC-DEU-0100
Das FSC®-zertifizierte Papier *Munken Premium Cream* für dieses Buch
liefert Arctic Paper, Munkedals

Hinweis
Die Informationen in diesem Buch sind von Autor und Verlag sorgfältig erwogen und geprüft, dennoch kann eine Garantie nicht übernommen werden. Eine Haftung des Autors bzw. des Verlags und seiner Beauftragten für Personen-, Sach- und Vermögensschäden ist ausgeschlossen.

Projektleitung
Dr. Harald Kämmerer

Redaktion
Claudia Lenz, Essen

Umschlaggestaltung
R.M.E. Eschlbeck/Kreuzer/Botzenhardt, München

Bildnachweis
Tilman Leher; grafikatelier luk: Seite 19, 73, 96; K. Runow, Labor: IMD-Berlin: Seite 135; Genova Diagnostics, USA: Seite 123, 124, 128, 133; K. Runow, Labor: Metametrix, USA: Seite 29, 44, 125, 131, 138.

Layout und Gesamtproducing
Lore Wildpanner, München

Druck und Bindung
GGP Media GmbH, Pößneck

Printed in Germany

ISBN 978-3-517-08667-5

9817 2635 4453

Klaus-Dietrich Runow

Der Darm denkt mit

Wie Bakterien, Pilze und Allergien das Nervensystem beeinflussen

südwest

Inhalt

Hinweis: Alle Abbildungen und Grafiken finden Sie in der Mitte des Buches noch einmal in Farbe.

Dieses Buch widme ich meinem Sohn Christian.

Trotz großen Fortschritts hat das Wirtschaftswachstum sozialen Problemen wie Armut, Stress und Krankheiten nicht die erhoffte Heilung verschafft. Stattdessen ruiniert unser Lebenswandel uns – und unseren Planeten.

Prince Charles, The Prince of Wales:
Harmonie – Eine neue Sicht unserer Welt.
Riemann Verlag

Einführung

Chronische Darmerkrankungen, das Reizdarmsyndrom, Nahrungsmittelunverträglichkeiten, Verdauungsstörungen und auch psychische Erkrankungen nehmen in den »zivilisierten« Ländern stark zu. An chronischen Darmerkrankungen wie Colitis ulcerosa und Crohn-Krankheit leiden 2,2 Millionen Menschen in Europa. Neurodegenerative Erkrankungen wie Parkinson und Alzheimer kommen ebenfalls immer häufiger vor – und die Patienten werden immer jünger.

Für Patienten schwer zu verstehen und unbefriedigend ist die häufig gestellte Diagnose »Reizdarmsyndrom«, die zwar ärztlich abgesegnet das beschreibt, was der Patient schon lange weiß und was schließlich zu dem Arztbesuch geführt hat. Allein in Deutschland leiden ca. 7 Millionen Menschen an diesem Beschwerdebild – und daran, dass man ihr Reizdarmsyndrom oft für psychosomatisch hält. Denn bislang ist der organische Auslöser der Krankheit unentdeckt, entsprechend enttäuschend sind die Therapieansätze für Patienten wie Ärzte. **(77)**

Wenig bekannt ist die massive Kommunikation zwischen den Nervenzellen im Darm (auch als Bauchhirn bezeichnet) und dem Immunsystem. Im Darm befinden sich in unmittelbarer Nachbarschaft eng umschlungen zwei der wichtigsten Informationssysteme des Organismus:

- 100 Millionen Nervenzellen
- 70 Prozent des Immunsystems

Die Zusammenarbeit beider Systeme ist aufgrund der anatomischen Nachbarschaft jedem leicht verständlich. Dieses Buch möchte besonders die Fernwirkung des Darms auf unser zentrales Nervensystem, das Gehirn, beleuchten und mögliche pathophysiologische Erklärungen für viele chronische Erkrankungen, deren Ursachen bislang unbekannt waren, liefern.

Neben den bekannten Beschwerden, die direkt den Darm betreffen (Krämpfe, Durchfall, Verstopfung, Blähungen), müssen wir uns mehr den extraintenstinalen Symptomen widmen, den Beschwerden also, die sich an den unterschiedlichsten Zielorganen zeigen. Weitgehend unberücksichtigt in der Standard-Schulmedizin ist die Tatsache, dass der Darm direkte Verbindungen zum Gehirn hat.

Überhaupt spielen Nahrungsmittel, Aromen und andere Zusatzstoffe eine große Rolle bei zahlreichen Erkrankungen – auch solchen, die vorrangig das Gehirn und Nervensystem betreffen. Dass hierbei die Nahrungsmittelindustrie eine unrühmliche Rolle spielt, ist vielen meiner Patienten bereits bekannt. Laut Thilo Bode, Chef von Foodwatch, bewegt sich die Nahrungsmittelindustrie »am Rande der Körperverletzung« **(12)**. Seit dem 20. Juli 2010 müssen nach einer Vorschrift des Europäischen Parlaments auf den Nahrungsmittelverpackungen bestimmte Zusatz- und Farbstoffe mit dem Hinweis gekennzeichnet werden, dass sie zu Verhaltensstörungen und Hyperaktivität führen können. Der Warnhinweis »Kann Aktivität und Aufmerksamkeit bei Kindern beeinträchtigen« gilt z. B. für die Zusatzstoffe mit den E Nummern 102 (Tartrazin), 104 (Chinolingelb), 110 (Gelborange S), 122 (Azorubin), 124 (Cochenillerot A), 129 (Allurarot AC).

Metabolische Individualität oder Metabolic Typing

1963 wurde bei dem Zahnarzt William Kelley Pankreaskrebs festgestellt – eine Krankheit, die den meisten Patienten nur noch ein Jahr Lebenszeit lässt. Kelly entdeckte den Zusammenhang zwischen Pankreasenzymen und der Remission von Tumoren und war in der Lage, seinen eigenen Krebs zu heilen. Kelly legte Wert auf den Begriff **biochemische Individualität** bzw. **Metabolic Typing**, was so viel bedeutet, dass es nicht eine einzige Therapie, Diät oder Nährstoffsubstitution gibt, die für jeden Menschen geeignet ist, da jeder Mensch völlig einzigartig ist und sich im Hinblick auf Genetik, Stoffwechsel, Entgiftungsleistung und Immunität komplett von einer anderen Person unterscheidet. Der Begriff »Metabolic Typing« wird in letzter Zeit allerdings missbräuchlich für ein Ernährungs-Marketing verwendet, wobei dem Patienten **ohne** Blut- bzw. Urinanalysen schließlich verschiedene Produkte zur Gewichtsreduktion verkauft werden. Eine wirkliches Metabolic Typing kann nur auf der Grundlage moderner Stoffwechsel- und Stuhlanalysen erfolgen.

Mit diesem Buch möchte ich dem Leser Einblicke in eine neue spannende Betrachtungsweise chronischer Erkrankungen liefern. Es zeigt nicht nur die Stoffwechselverbindungen zwischen Darm und Gehirn auf, sondern enthält viele Tipps zur Selbsthilfe und zu neuen medizinischen Analysen, die man selbst veranlassen kann. Möge dieses Buch eine kleine Hilfestellung sein, um die zentrale Rolle der Darm-Hirn-Verbindung für unseren Organismus zu erkennen und hierdurch chronische Beschwerden besser einordnen zu können. Für Rückmeldungen, Berichte über eigene Erfahrungen, Anregungen, Verbesserungsvorschläge wäre ich sehr dankbar. Diese können in der nächsten Ausgabe dieses Buches berücksichtigt werden.

Klaus-Dietrich Runow

Fallbeispiele aus meiner Praxis

Depressionen und Burn-out-Syndrom durch Störungen der Darmflora (Pilze)

Im November 2009 stellte sich ein 28-jähriger Handwerksmeister bei mir vor, der nun schon seit einem Jahr an chronischen Beschwerden litt. Schwindel, Bauchschmerzen und Übelkeit machten ihn fast arbeitsunfähig. Bei Voruntersuchungen sei eine Helicobacter-pylori-Infektion festgestellt und eine Antibiotikatherapie kombiniert mit Säureblockern (Tripeltherapie) verordnet worden. Die Beschwerden wurden nicht wesentlich gebessert. Im Gegenteil – nun traten Nahrungsmittelunverträglichkeiten, besonders nach dem Verzehr von Süßigkeiten auf. Im Sommer hatte der Patient geheiratet. Das Hochzeitsessen hatte wieder zu massiven Schmerzen und Schwindelattacken geführt, und die Hochzeitsreise nach Gran Canaria war von derart heftigen Beschwerden geprägt gewesen, dass schließlich eine stationäre Behandlung am Urlaubsort notwendig geworden war. Nach der dort durchgeführten Infusionstherapie mit Antibiotika traten massive Durchfälle auf. Eine später in Deutschland durchgeführte Magenspiegelung war ohne pathologischen Befund. Es zeigte sich nur eine dezente

Schleimhautreizung. Innerhalb der nächsten drei Monate kam es zu einer Gewichtsabnahme um 20 Kilogramm! Die daraufhin angeordneten Untersuchungen (Ultraschall, Bauchspeicheldrüsen-Diagnostik/ERCP) waren auch unauffällig. Dem Handwerksmeister wurde eine Depression/Burn-out-Syndrom attestiert, und es wurden Antidepressiva verordnet.

Da der Patient bei der Anamnese eine Pollenallergie (Frühblüher) erwähnte und, dass er nach dem Verzehr von Kirschen Juckreiz in den Ohren verspüre, erhob ich den Verdacht auf ein sogenanntes orales Allergiesyndrom, das auch als pollenasssoziierte Nahrungsmittelallergie oder Kreuzallergie bezeichnet wird. Aufgrund der hochdosierten Antibiotikagabe vermutete ich zusätzlich eine Minderung der freundlichen Darmbakterien. Der neue genetische Stuhltest bestätigte diesen Verdacht – zusätzlich wurden eine deutliche Hefepilzbesiedelung und vereinzelte Parasiten nachgewiesen. Durch die sofort eingeleitete Darmtherapie mit natürlichen Antipilzwirkstoffen (Caprylsäure, Oregano) sowie hochdosierten probiotischen Darmbakterien (mit 12 freundlichen Bakterienstämmen) klangen die Bauchschmerzen und die Schwindelattacken innerhalb von einer Woche (!) ab.

Da sich im Nahrungsmitteltest verschiedene positive Reaktionen – u. a. gegen Kuhmilch/Casein – zeigten, habe ich eine vorübergehende kuhmilchfreie Ernährung unter Beachtung der Kreuzallergene empfohlen. Die diätetischen Maßnahmen sind notwendig, um die Darmschleimhaut auf Dauer zu stabilisieren. Zum Therapieprogramm gehört darüber hinaus die Einnahme von Nährstoffpräparaten mit Vitamin C, B-Vitaminen und Mineralstoffen (Zink, Selen etc.) sowie Enzymen. Bis heute ist der Patient weitgehend beschwerdefrei.

Schizophreniesymptome durch Weizenbrötchen

Ein 24-jähriger kräftiger Mann – ich nenne ihn Stephan – kam in Begleitung seiner Mutter in meine Sprechstunde. Die Mutter berichtete über seit einiger Zeit bestehende psychotische Symptome. Von seinem Vater, selbst Arzt, sei er unter anderem mit Psychopharmaka (Neuroleptika) behandelt worden. Der hauptsächliche Grund des Kommens war der Wunsch, Nahrungsmittelunverträglichkeiten auszuschließen.

Da Stephan angenommen hatte, er müsse nüchtern zur Blutentnahme kommen, hat er an jenem Tag gefastet. Nachdem ich ihm mitteilte, dass dies nicht notwendig sei, aß er ein Vollkornbrötchen mit Käse. Der vorher völlig normal erscheinende junge Mann veränderte sein Wesen innerhalb von 30 Minuten so sehr, dass ich an eine Einweisung in die am Ort ansässige psychiatrische Klinik dachte. Er saß mir mit starrem Blick gegenüber, wippte mit dem Oberkörper in monotonen Bewegungsabläufen nach vorn und hinten, während er sich beide Hände um den Hals legte und begann sich zu würgen. Auf meine Frage, warum er dies tue, erklärte er, Stimmen zu hören, die ihn aufforderten, seine neben ihm sitzende Mutter zu erwürgen. Da er diese Befehle nicht befolgen wollte, versuchte er sich selbst zu erwürgen. Er war zeitlich und örtlich nicht mehr orientiert. Welche Lösung gab es in dieser Situation? Einen richterlichen Beschluss zur Einweisung in die stationäre psychiatrische Behandlung wäre das Mittel der Wahl – aber das an einem Freitagnachmittag?!

Gemeinsam mit der Mutter überlegte ich, wie es zu dieser akuten Psychose gekommen sein kann? Eine Möglichkeit könnte der Verzehr des Käsebrötchens auf nüchternen Magen gewesen sein. Wenn es hierdurch zu einer starken Histaminfreisetzung gekommen sein sollte, müsste ein Antihistaminikum vielleicht helfen, dachte ich mir.

Obwohl es zunächst nicht ganz einfach war, sich Stephan zu nähern, weil er mittlerweile ziemlich aggressiv geworden war, ist es mir schließlich gelungen, seine Einwilligung zu einer Injektion zu bekommen. Wenige Minuten nach der intravenösen Injektion eines Antihistaminikums, das wir ansonsten nur bei allergischen Symptomen und Notfällen verabreichen, klarte Stephan auf, war zeitlich und örtlich orientiert und stimmte freiwillig der Aufnahme zur stationären psychiatrischen Therapie zu. Auch die Mutter war hiermit einverstanden und sehr erleichtert. In der Psychiatrie war man bezüglich unserer Schilderung über die antipsychotische Wirkung des Antihistaminikums eher skeptisch. Die Assistenzärztin versprach aber, vorübergehend eine getreide- und kuhmilchfreie Diät anzusetzen. Leider ist man durch Anordnung der ärztlichen Leitung relativ rasch wieder zur klassischen Therapie zurückgekehrt. Die Einnahme von Nährstoffpräparaten wurde abgelehnt.

Schizophrenie: Bericht einer 24-jährigen Patientin

Im Januar 2010 bin ich psychisch erkrankt. In einer Fachklinik (Psychiatrie) wurden viele Medikamente ausprobiert. In der Diagnose gingen die Ärzte zunächst von einer Schizophrenie aus. Später wurde die Diagnose Depression mit einer Depersonalisierungsstörung gestellt. Selbst bei der Entlassung aus der Klinik im Juli 2010 waren die Symptome der Krankheit noch sehr schlimm. Einige Beispiele: Aus meinem Umfeld erkannte ich Menschen und Objekte nicht. Die Kontaktaufnahme zu Mitmenschen war nicht möglich. Ich erkannte mich selber nicht im Spiegel. Ich konnte nicht mehr alleine um das Elternhaus oder das Klinikgebäude gehen; hatte keine Konzentration mehr; fühlte mich, als würde ich nicht mehr leben (wollen)! Auch körperlich hatte ich keine Kraft mehr.

Durch eine Mitpatientin wurde ich auf den Umweltmediziner Runow aufmerksam. Nach verschiedenen Untersuchungen wurde mir empfohlen, eine Reihe von Nahrungsergänzungsmitteln einzunehmen. Mit der Einnahme habe ich im September 2010 begonnen.

Bereits nach vier Wochen verspürte ich ein Interesse daran, kleinere Wanderungen zu unternehmen. Das Interesse am Leben wurde immer größer, und ich konnte auch wieder Kontakte zu Mitmenschen herstellen. Da meine Konzentrationen wesentlich besser wurde, konnte ich wieder kochen und einkaufen gehen. Auch meine körperliche Kraft hat sich erheblich gesteigert, und ich fühle mich weitgehend wieder gut.

Anmerkung des Autors:

Bei meiner Patientin wurde eine bakterielle Fehlbesiedelung des Darms (Bakterien, Pilze) mit verstärkter Ammoniakbelastung festgestellt. Ammoniak entsteht u.a. beim Abbau von Proteinen und Harnstoff durch Darmbakterien. Wenn Ammoniak in den Blutkreislauf gelangt, kommt es zu neurotoxischen Reaktionen (Belastungen des Nervensystems). In der Elementanalyse des Haares lagen Uran und Silber deutlich über dem Referenzbereich. Die Energieproduktion in den Zellkraftwerken (Mitochondrien) war deutlich gestört, wodurch u.a. die Einnahme von Coenzym Q10 notwendig wurde. Darüber hinaus wurde ein erhöhter Bedarf an folgenden Nährstoffen ermittelt: Vitamin E, C und D_3*, B-Vitamine, Magnesium, Carnitin, Arginin. Aufgrund der erheblichen Schlafstörungen habe ich zur Nacht die Einnahme von 3 Milligramm Melatonin mit verzögerter Wirkstoffabgabe empfohlen.*

Jeder Patient ist eine biochemische Individualität
Die in den Fallbeispielen empfohlenen therapeutischen Maßnahmen wurden individuell auf der Grundlage von Blut-, Urin-, Haar- bzw. Stuhlanalysen zusammengestellt. Als Basisdiagnostik bei Erkrankungen des Magen-Darm-Trakts und auch des Gehirns und Nervensystems gehören neben einer Colo- bzw. Gastroskopie folgende Untersuchungen **(siehe auch Kapitel 8 – Diagnostik)**:

1. Stuhl- und Verdauungsanalyse (neu: genetische Analysen)
2. Nahrungsmittelallergien bzw. Nahrungsmittelunverträglichkeiten
3. Zöliakie/Glutensensitivität (Gewebstransglutaminase-Antikörper)
4. Histaminintoleranz (Diaminooxidase)
5. Laktose- und Fruktose-Intoleranz (Atemgastests)
6. Umweltmedizinische Untersuchungen (u. a. Schwermetalle, Porphyrine, Phthalate)
7. Stoffwechsel- und Nährstoffanalysen (u. a. Mitochondrien, Neurotransmitter, B-Vitamine)

1 Die Darm-Hirn-Verbindung

1.1 Immun- und Nervenzellen im Darm – Entzündungen im Darm beeinträchtigen das Gehirn

Gefühle wie Glück, Trauer und Hass spüren wir zuerst im Darm, unserem zweiten Gehirn.

In der Darmschleimhaut (Mucosa) finden sich aktive Nervenzellen, die mit den Gliazellen im Gehirn assoziiert sind. Durch Entzündungen, Allergien und mikrobielle Fehlbesiedelung des Darms (intestinale Dysbiose) werden Entzündungssignale über chemische Botenstoffe aus dem Darm direkt an die Gliazellen im Gehirn weitergeleitet und diese werden schließlich selbst zu Entzündungszellen, die wieder chemische Botenstoffe an das Gehirn und auch an andere Organe abgeben. Dieser Vorgang hat erhebliche Auswirkungen nicht nur auf das Gehirn und Nervensystem, sondern auf den gesamten Organismus. Die Entzündung der Gliazellen kann im ungünstigsten Fall bis zu zehn Monaten andauern. Das bedeutet, dass neurologische Reaktionen – auch Depressionen – über diesen Zeitraum bestehen können.

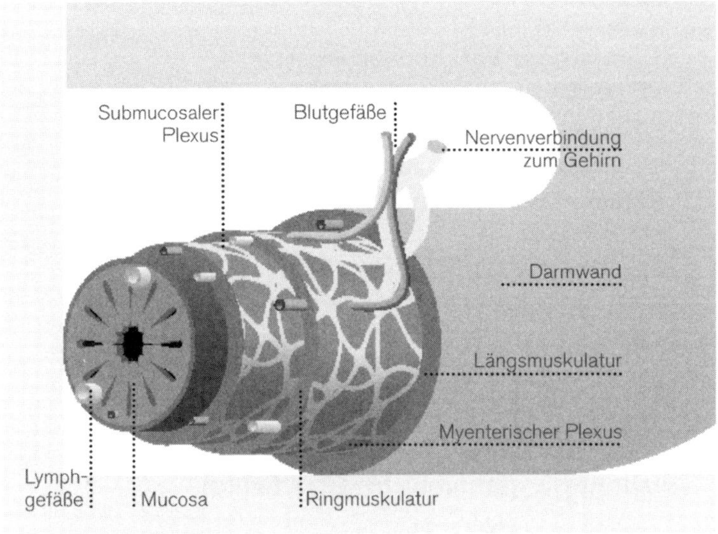

Abb. 1: In der Darmwand befinden sich 100 Millionen Nervenzellen. 90 Prozent der Nervenzellen führen **zum** Gehirn; nur 10 Prozent kommen **vom** Gehirn!

Im Darm finden wir neben den Nervenzellen auch andere Zellen, die Auswirkungen auf andere Organe im Körper haben wie z. B. Mastzellen und T-Zellen. Diese können Histamin, Serotonin und andere entzündungsfördernde Zellbotenstoffe (Zytokine) freisetzen und somit ebenfalls die Gehirnsymptome wie Depressionen, Aggressivität, Hyperaktivität (ADHS), Autismus, Schizophrenie auslösen oder verstärken. Der Botenstoff Histamin ist vielen bekannt als Substanz, die bei Allergien freigesetzt wird. Wenig bekannt ist, dass Histamin ein Botenstoff des Gehirns ist. Im Limbischen System, unserem Emotionszentrum, ist Histamin ein bedeutender Botenstoff **(siehe auch Kapitel 7.4 Depressionen durch Entzündungen)**.

Zur Abklärung entzündlicher Prozesse im Körper sollten u. a. die im nachfolgenden Kasten aufgezählten Werte im Blut analysiert werden.

Bluttests auf Entzündungsmarker

- C-reaktives Protein (hs-CRP)
- Tumor-Nekrose-Faktor Alpha (TNF-Alpha)
- Allergietest (z. B. Gesamt-IgE)
- Histamin-Intoleranz (z. B. Diaminoxidase)
- Vitamin D_3
- Interleukine (z. B. IL 6)
- Homocystein
- Fettsäuren (Arachidonsäure/EPA/DHA)

1.2 Nahrungsbestandteile belasten Gehirn

Über 30 Tonnen Nahrung und 50.000 Liter Flüssigkeit werden im Lauf eines Lebens im Verdauungstrakt verarbeitet. Das Bauchhirn analysiert ihre Nährstoffzusammensetzung, den Salzgehalt und Wasseranteil und koordiniert, was der Körper absorbiert und was er ausscheidet **(76)**.

Nicht nur niedermolekulare Botenstoffe können aus dem Darm ins Gehirn gelangen, sondern größere Proteine z. B. aus unverdauten Nahrungsbestandteilen. Durch den vermehrten Einstrom von Nahrungsbausteinen, bakteriellen Stoffwechsel- und Gärprodukten kommt es – wie oben beschrieben – zu einer Aktivierung immunologischer Vorgänge, die zu Entzündungen führen können. Störungen im Verdauungstrakt, der immerhin die Oberfläche von 300 bis 400 Quadratmeter einnimmt, führen daher zu einer Vielzahl von Beschwerden auch an anderen Zielorganen: Hautkrankheiten (Ekzeme, Juckreiz), Gelenkschmerzen, Kopfschmerzen, Müdigkeit, Asthma und Erschöpfungssymptome – also Beschwerden, deren Ursache oft nicht im Verdauungstrakt vermutet wird.

Alle Neurotransmitter des Gehirns (hemmende und erregende Botenstoffe) sind im Darm gefunden worden. Ein Gleichgewicht dieser Botenstoffe ist essenziell für eine optimale körperliche und geistige Gesundheit.

Der Göttinger Physiologe Ernst Herbst hat bereits 1843 den nach ihm benannten Herbst-Effekt entdeckt: Füttert man einem Hund Stärkemehl-Suspension, sind die unveränderten Stärkekörner wenig später in Blut und Lymphe nachweisbar. Sogar Hefen und Haare von Pfirsichen können vom Darm in den Blutkreislauf wandern. Diesen Vorgang nennt man Persorption. Der Hirsch-Effekt, benannt nach Rachel Hirsch (1870–1950) beschreibt, dass diese Korpuskel in den Urin übergehen, wo jedermann nach reichlichem Verzehr von Pfirsichen die Härchen erkennt. Deshalb sollte man Pfirsiche nicht ungeschält verzehren. Jene Partikel, die nicht mit dem Urin ausgeschieden werden, bleiben im Kapillarraum, und dies kann nach Ansicht von Prof. Hans E. Müller durchaus im ZNS zur Arteriosklerose beitragen **(4)**.

1.3 Die Straßen zum Gehirn

Innerhalb der Zellen existiert ein Röhrensystem (Mikrotubuli), das man auch als ein Straßennetz zur Informationsübermittlung bezeichnen kann. »Damit Zellen schnell auf Signale aus der Umgebung reagieren können, brauchen sie eine Art Straßennetz, mit dessen Hilfe sie Nachrichten an die richtigen Stellen in der Zelle transportieren«, erläutert Sara Wickström, Wissenschaftlerin am Max-Planck-Institut für Biochemie in Martinsried bei München. Bei Fehlern dieser Maschinerie, d.h. wenn sich die Zellen von den normalen Regulationsmechanismen zur Übermittlung von Steuersignalen aus der Umwelt befreien, kann es zu Krankheiten wie Krebs kommen **(19)**. Nicht nur innerhalb der

Zellen, sondern auch zwischen Organsystemen existiert eine Verbindungsstruktur – so auch zwischen Darm und Gehirn. Wie neurologische Krankheiten, etwa Parkinson und Autismus, vom Darm ausgelöst werden, kann man in **Kapitel 7.2 und 7.3 lesen.**

1.4 Die neue Stuhlanalyse

Eine eingehende Stuhl- und Verdauungsanalyse ist bei allen Patienten mit chronischen körperlichen und psychischen Erkrankungen obligat. Seit kurzer Zeit sind **genetische Stuhlanalysen** verfügbar, die von dem US-Labor Metametrix in Atlanta, einem der renommiertesten Labors auf dem Sektor der *Functional Medicine* in den USA, durchgeführt werden und über das Institut für Umweltmedizin (IFU) in Wolfhagen angefordert werden können. Aufgrund der neuartigen Labortechnik werden nicht nur aerobe, sondern auch das gesamte Spektrum an anaeroben Darmbakterien untersucht. Die anaeroben Bakterien können mit den herkömmlichen Stuhlanalysen nicht hinreichend untersucht werden, weil sie beim Transport durch den im Teströhrchen befindlichen Luftsauerstoff abgetötet werden. Die anaeroben Bakterien stellen immerhin 95 Prozent der Darmflora dar. D. h. übliche Stuhlanalysen betrachten nur einen Bruchteil der Darmbakterien. Auch Parasiten werden durch die neuen genetischen Stuhltests mit einer Auffindungsrate von nahezu 100 Prozent ermittelt. Während bei den bisher durchgeführten Verfahren für einen positiven Nachweis 5000 bis 25.000 Parasitenzellen pro Gramm Stuhl benötigt wurden, reichen schon ein bis fünf Bakterien- bzw. Parasitenzellen bei dem neuen Stuhltest aus. Die Teströhrchen können per Post verschickt werden. Nähere Informationen über die neuen Stuhlanalysen erfahren Sie im **Kapitel 8 – Diagnostik.**

2 Die Darmflora

Unter dem Begriff *Darmflora* bezeichnet man alle Mikroorganismen, die sich auf der Schleimhaut im Verdauungs-Trakt befinden. Die Anzahl dieser Mikroorganismen übersteigt diejenige der Zellen des menschlichen Organismus deutlich – sie kann bis um das Zehnfache höher sein. Veränderungen der Darmflora können in einer Unter- oder Überbesiedelung und in einer Veränderung ihrer Zusammensetzung bestehen.

Es können Fehlbesiedelungen (intestinale Dysbiosen) entweder im Dick- oder im Dünndarm oder in beiden Darmabschnitten gleichzeitig auftreten. Bei Fehlbesiedelungen kann es zu einer verstärkten Gasbildung kommen und es treten Bauchschmerzen und Krämpfe auf. Parallel zur Darmsymptomatik treten häufig neurologische Beschwerden auf: Erschöpfung, Schwindel, Denk- und Konzentrationsstörungen, Schlafstörungen, Aggressivität, Depressionen und Migräne. Dramatische Veränderungen der Bakterienflora im kindlichen Darm könnten auch für die Zunahme an frühem Übergewicht und an gesundheitlichen Problemen mit Magen und Darm verantwortlich sein. Diese Überlegung ergab sich aus dem Vergleich von Stuhlanalysen von Kindern aus Afrika, die sich weitgehend pflanzlich ernährten und Kindern aus Italien, deren Kost aus viel tierischem Eiweiß, Zucker, Fetten und einem geringem Ballaststoffanteil bestand. **(siehe auch Kapitel 2.6 Übergewicht durch bakterielle Fehlbesiedlung (Adipositas-Index) und Kapitel 8 Diagnostik.**

2.1 Die Besiedelung des Darms

Beim Neugeborenen ist die Darmoberfläche steril. Wie es kommt, dass es bei dem anschließenden Bakterienwachstum im Darm nicht zu Abwehr- und Entzündungsreaktionen durch das Darmimmunsystem kommt, war bislang unklar. Ein Wissenschaftlerteam um Prof. Mathias Hornef an der Medizinischen Hochschule Hannover fand kürzlich heraus, dass bei Mäusen kurz nach der Geburt ein zentrales Signalmolekül (IRAK-1) für die Erkennung von Mikroorganismen in den Darmschleimhautzellen herunterreguliert wird. Damit wird die Schleimhaut des Neugeborenen unfähig, auf bakterielle Besiedelung zu reagieren und so kann sich die Darmflora ungestört ausbilden. Nachdem die Darmflora ausgebildet ist, tritt das Signalmolekül IRAK1 (Interleukin-1-Rezeptor-Associated-Kinase 1) wieder in Funktion und ermöglicht so eine schützende Immunabwehr vor krankheitserregenden Keimen **(18)**.

Bevor sich der freundliche Bakterienfilm auf der Darmschleimhaut ausbreiten kann, sind Neugeborene der aggressiven Umwelt schutzlos ausgeliefert. Infektionsschutz gibt es aber durch die unverdaulichen Komplexzucker, die ausschließlich in der Muttermilch vorkommen. Diese Zucker machen immerhin bis zu einem Fünftel der Muttermilch aus. Menschen besitzen keine Enzyme, um diese Komplexzucker aufzuspalten **(siehe auch Kapitel 6, über Enzyme)**. Für freundliche Darmbakterien wie die Bifidobakterien (B. longum) stellen diese Zucker aber einen wichtigen Nährstoff dar – sie können sich vermehren und im

Darm des Säuglings ausbreiten und ihn vor schädlichen Bakterien schützen. Forscher der North Carolina State University haben herausgefunden, dass die Komplexzucker auch direkten Schutz vor giftigen Bakterien bieten. Denn die Zucker ähneln den Zuckermolekülen auf den menschlichen Zelloberflächen, an die sich zahlreiche schädliche Bakterien und Viren gerne binden. Die Komplexzucker werden somit zur Falle für krank machende Mikroorganismen und Viren **(31)**.

2.2 Die freundlichen Bakterien (Probiotika)

Durch die tägliche Nahrung wird die Zusammensetzung der Darmkeime wesentlich beeinflusst. Bei gestillten Säuglingen breiten sich auf der zunächst sterilen Schleimhaut relativ rasch Bifidobakterien und Laktobazillen aus. Diese produzieren Milchsäure und desinfizieren somit die Darmschleimhaut und schützen das Kind somit vor der Ausbreitung krank machender Bakterien. Im Laufe der Zeit siedeln sich bis zu 1000 verschiedene Mikroorganismen im Darm an. Insgesamt können diese ein Gewicht von 1 Kilogramm erreichen können. Man geht davon aus, dass 20 Prozent unserer verzehrten Nahrung als Nährstoff für die Darmbakterien verbraucht wird. Umgekehrt haben diese – auch als *freundliche Bakterien / Probiotika oder, englisch, predominant flora* bezeichneten – Keime wichtige Funktionen in unserem Körper, ohne die wir nicht lebensfähig wären. Sie produzieren Vitamine wie z. B. Biotin und Vitamin K sowie Antikörper, die uns vor Infektionen schützen. Darüber hinaus sind **alle** Neurotransmitter (Botenstoffe des Gehirns) im Darm nachgewiesen worden. Laktobazillen fördern die Bildung von Enzymen wie Laktase, die zum Abbau von Milchzucker notwendig ist. Diese und andere Stämme sorgen für die Bildung von Krebschutzfaktoren, neutralisieren Giftstoffe und verhindern Fettsucht. Wenn sich die predominanten Bakterien in Balance befinden, werden sie als »freundliche« Stämme betrachtet. Wenn ihre Zahl allerdings stark anwächst, spricht man von Überbesiedelung (Overgrowth), und sie sind als krank machend einzustufen. Eine Überbesiedelung mit Fusobakterien führt zur Bildung von Fäulnis und Eiter im Dickdarm; eine Prevotella-Überbesiedelung kann zu Hals- und Kehlkopfinfektionen führen **(siehe Kapitel 2.5 – Dünndarm-Fehlbesiedelung)**.

Das Wissenschaftsmagazin Science berichtet, dass Molekularbiologen Mäuse in keimfreier Umgebung gezüchtet haben. Anschließend impften sie die Tiere mit Darmbakterien (Probiotika) und stellten fest, dass diese probiotischen Bakterienstämme über 20.000 Gene aktivieren können. Viele der von ihnen aktivierten Gene spielen eine zentrale Rolle für die Verdauung. Einige sind wichtig für die Aufnahme von Zuckern und Fetten. Andere kontrollieren die Zellbarriere (Schleimhaut-Schutzschicht) und versorgen die Darmzellen mit Energie (Butyrat).

Probiotische Darmbakterien können über 20.000 Gene aktivieren.

Die Forschungsergebnisse von Zellbiologen der Universität Konstanz um Professor Dr. Christof Hauck werfen ein neues Licht auf die Mechanismen, mit denen Bakterien den menschlichen Körper besiedeln. Die Wissenschaftler konnten experimentell beweisen, dass an den Menschen angepasste Bakterien (u.a. freundliche Bakterien/Probiotika) die Abschilferung (Exfoliation) von Schleimhautzellen unterdrücken, damit sie ihren Wirt besser besiedeln können. Die Bakterien regen die Bildung bestimmter Signalstoffe, sogenannter Integrine, an. Integrine sind Rezeptoren, welche die Zellen am Bindegewebe haften lassen und dadurch wie eine Art hochwirksamer Klebstoff der Abschilferung entgegenwirken. Die Abschilferung von Zellen ist andererseits außerordentlich wichtig zum Schutz vor der Besiedelung mit Krankheitserregern. Bevor sie sich in ihrem Wirt ausbreiten können, besiedeln viele Mikroben zunächst die Schleimhäute des menschlichen Körpers, zum Beispiel den Rachenraum, den Darm oder den Urogenitaltrakt. Sich dort zu behaupten, ist für die Mikroorganismen nicht einfach, denn wenn sich oberflächliche Zellen durch Exfoliation vom Verband lösen, verhindern sie auch das Einnisten der Mikroorganismen. Exfoliation ist also eine ständige Gewebeerneuerung und beugt einer Einnistung von Erregern vor **(32)**.

Krank machende Bakterien haben noch weitere Tricks, um sich auf den Schleimhäuten auszubreiten. Sie regen die Schleimhautzellen zu einer erhöhten Anheftung an das Bindegewebe an und sorgen dafür, dass die infizierten Zellen sich nicht mehr aus dem Gewebeverband herauslösen können. Die Konstanzer Forscher konnten aufzeigen, dass die Erreger dadurch nicht nur die Exfoliation unterdrücken, sondern auch die Schleimhaut weitaus effizienter besiedeln können.

2.3 Laktobazillen schützen vor Allergien

Kinder, bei denen vermehrt Laktobazillen im Stuhl nachweisbar sind, haben eine bessere Immunität und eine geringere Bereitschaft zur Entwicklung von Atopien (Allergien). Laktobazillen besiedeln schon die Speiseröhre und den Magen. Im Verlaufe der Darmpassage steigen die Keimzahlen deutlich an. Im Endbereich des Dünndarms befinden sich 10^8 Keime pro Gramm, und im Dickdarm sind es schon 10^{12} pro Gramm Stuhlmasse. 90 bis 95 Prozent der Keime sind anaerobe Bakterien, d. h. sie existieren ohne Sauerstoff. Da Sauerstoff die anaeroben Stämme sogar abtötet, kann also der größte Teil der Darmbakterien durch die üblichen Stuhlanalysen nicht untersucht werden, d. h. dass diese nur begrenzt aussagefähig sind. Nur die neuen genetischen Stuhlanalysen **(siehe Kapitel 8 Diagnostik)**, mit denen man die DNA auch von den abgestorbenen Keimen analysieren kann, liefern ein exaktes Bild von der Darmökologie. Gleiches gilt für Pilze, die den Körper häufig tot verlassen und daher nicht auf den üblichen Nährböden kultiviert werden können und somit oft zu falsch negativen Resultaten führen.

Nur die genetische Stuhlanalyse (GI-Effects) liefert ein exaktes Bild von der Mikrobiologie des Darms, weil alle Organismen – einschließlich aerober und anaerober Bakterien – nachgewiesen werden.

2.4 Antibiotika verändern die Darmflora

Durch den übermäßigen Einsatz von Antibiotika in Arztpraxen und der Nahrungsmittelproduktion kommt es zunehmend zu einer mikrobiologischen Veränderung der Darmflora. Bei der Hähnchenproduktion stehen die Tiere während zwei Drittel ihrer Lebenszeit unter dem Einsatz von Antibiotika. Das Problem hierbei ist, dass sich Antibiotikaresistenzen ausbilden, d. h. dass sich auch im menschlichen Darm Bakterien ansiedeln, die sich genetisch auf Antibiotika eingestellt haben. Im Falle einer notwendigen Antibiotikatherapie ist das Medikament dann nicht mehr wirksam. Ein zunehmendes Problem stellt der Methicillin-resistente Staphylococcus aureus (MRSA) – ein Super-Keim – dar. Aus einer einfachen Hautinfektion kann sich bei seiner Anwesenheit eine lebensbedrohliche Infektion im Bereich der Knochen, Gelenke, Herzklappen, Lungen etc. entwickeln.

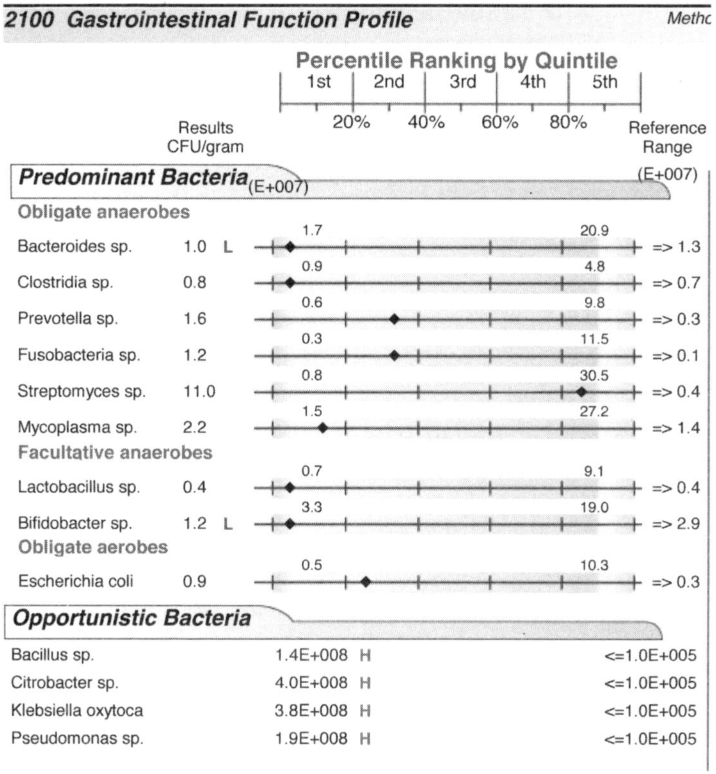

Abb. 2: Stuhlbefund: Mangel an freundlichen Darmbakterien (predominant Bacteria) und starke Besiedelung mit opportunistischen Bakterien mit Klebsiellen, Citrobacter und Pseudomonas-Stämmen (= Dysbiose). Nähere Informationen zur neuen DNA-Stuhlanalyse im *Diagnostik-Kapitel 8*. (Quelle: K. Runow, Metametrix Clinical Laboratory, USA)

Die Bestimmung der genetischen Resistenz der Darmbakterien sollte aus diesem Grund Bestandteil einer jeden Stuhluntersuchung sein. Nur wenn der Arzt die genetischen Resistenzen kennt, kann er im Notfall schnell und zielgerichtet eine lebensbedrohliche Infektion bekämpfen, weil er hierdurch keine Zeit mit dem Einsatz unwirksamer Antibiotika verliert.

2.5 Dünndarm-Fehlbesiedelung

Die Ursache für eine bakterielle Fehlbesiedelung im Dünndarm (Overgrowth Syndrom), die auch zu starken neurologischen Symptomen führen kann, ist komplex. Man spricht auch von SIBO: Small Intestinal Bacterial Overgrowth **(11)**. Häufig ist diese Fehlbesiedelung assoziiert mit Störungen der Schutzmechanismen.

Ursachen einer bakteriellen Fehlbesiedelung des Dünndarms

- exokrine Pankreasinsuffizienz (Schwäche der Bauchspeicheldrüse; Enzymmangel)
- Arzneimittel: nichtsteroidale antientzündliche Schmerzmittel (NSAID) Achlorhydrie (keine oder wenig Magensäure, u. a. auch durch Medikamente/Säurehemmer, Säureblocker, Protonenpumpenhemmer/H_2-Blocker)
- Immundefekte
- Glutensensibilität/Zöliakie
- Laktose/Fruktose-Intoleranz
- Lebererkrankungen
- anatomische Anomalien (Fisteln, Divertikel)
- Operationen
- beschleunigte Magen-Darm-Passage
- Nährstoffdefizite
- übermäßiger Verzehr von rotem Fleisch, gesättigten Fetten und Kohlenhydraten
- Eindringen pathogener Keime in die Darmschleimhaut und bakterielle Fehlbesiedelung (Dysbiose)
- Infektionen durch verunreinigtes Wasser und Nahrungsmittel
- reduzierte Anzahl freundlicher Darmbakterien

Bei einer bakteriellen Fehlbesiedelung kann im Urin D-Milchsäure (D-Laktat) nachgewiesen werden, die neurotoxisch wirkt. D-Laktat entsteht bei einer veränderten anaeroben Darmflora im Dick- und Dünndarm aus dem Überangebot nicht resorbierbarer bzw. nicht resorbierter Kohlenhydrate (insbesondere Fruktose und Glukose).

Wenn nichtabbaubare D-Milchsäure im Urin nachgewiesen werden kann, entspricht dies einer schweren Komplikation. Die Patienten erscheinen ohne Alkoholgenuss wie betrunken. Zu beachten ist, dass D-Milchsäure von freundlichen Bakterienstämmen, den Laktobazillen, produziert wird.

Falls die Patienten freundliche Darmbakterien (Probiotika/ Laktobazillenpräparate) einnehmen, sollte dies vorerst beendet werden, da viele von ihnen D-Milchsäure produzieren. Wenn eine probiotische Therapie dennoch indiziert ist, dürfen nur Laktobazillen-Stämme eingenommen werden, die keine D-Milchsäure produzieren. Das sind im Einzelnen folgende Stämme:

- Lactobacillus agilis
- L. amylophilus
- L. animalis
- L. bavaricus
- L. casei
- L. paracasei
- L. ruminis
- L. salivarius
- L. rhamnosus

(Quelle: Laboratory Evaluations, 2nd Edition, Richard S. Lord, J. Alexander Bralley, Metametrix Institut, Duluth, Georgia, USA)

Nervengifte aus dem Darm

Zur Aufdeckung einer bakteriellen Fehlbesiedelung, die mit der Produktion neurotoxischer Substanzen im Darm einhergeht, eignen sich neben einer Biopsie (Jejunum Aspirat) folgende Methoden:

D-Laktat-Nachweis im Urin: Organix-Stoffwechsel-Profil. Benötigt wird eine Morgenurinprobe, die per Post verschickt werden kann. Neben D-Laktat werden zahlreiche andere darmspezifische Stoffwechselprodukte nachgewiesen. **Wasserstoff-Methan-Atemtest.** Hierbei kann nach Einnahme von Glukose oder Laktulose Methan und Wasserstoff in der Atemluft nachgewiesen werden. Die Untersuchung kann vom Patienten selbst durchgeführt werden. Spezial-Vakuumröhrchen können im IFU-Diagnostic Center in Wolfhagen angefordert werden (Tel: 05692-994555; info@ifu-wolfhagen.de). **(Näheres siehe auch Diagnostik-Kapitel 8.3 – Dysbiosemarker)**

Neben D-Laktat messen wir bei unseren Patienten häufig auch noch eine andere neurotoxische Substanz, die von Mikroorganismen im Darm gebildet wird. Es ist das **D-Arabinitol** – ein Zuckeralkohol. Dieser steht in Zusammenhang mit einem invasiven Hefewachstum (Candida) und kann zu folgenden neurologischen Störungen führen: Schwindel, Benommenheit (Brain Fog), Konzentrations- und Denkstörungen. Manche Patienten berichten von einem Gefühl wie betrunken zu sein.

Eine weitere bekannte neurotoxische Substanz ist **Ammoniak**, der ebenfalls durch eine bakterielle Fehlbesiedelung im Darm, z. B. durch Klebsiella- und Proteus-Stämme gebildet wird. Bei einer starken Ammoniakbildung kommt es zu Schädigungen des Gehirns (toxische Enzephalpathie). Während der klassisch schulmedizinisch denkende Therapeut in solchen Fällen an den Einsatz von Antibiotika denkt, schlage ich zunächst pflanzliche desinfizierende Substanzen wie Oregano-Öl und Neem-Extrakt bei gleichzeitiger Einnahme hoch dosierter freundlicher Darmbakterien (Probiotika) vor. Dass antibiotische Verfahren hier hilfreich sind, wurde in einem Artikel in der medizinischen Fachpresse im August 2010 mit der Überschrift »Antibiotikum sorgt für klaren Kopf« beschrieben. Zur Eindämmung der Darmbakterien hat man bei Patienten mit Leberzirrhose das Antibiotikum Rifaximin eingesetzt und hierdurch das Risiko eines Enzephalopathie-Rezidivs im Vergleich zu Placebo hochsignifikant reduziert **(35)**.

Clostridium difficile und Colitis durch Antibiotika

Nach der Einnahme von Antibiotika kann es zu Ausbreitung von Clostridien-difficile-Stämmen kommen. Das häufig bei Durchfallerkrankungen unkritisch eingesetzte Ciprofloxacin erhöht offenbar den Selektionsdruck auf die Clostridien und hat zu einer Verbreitung hochvirulenter, Ciprofloxacin-resistenter Stämme beigetragen, berichtet Prof. Wolfgang Scheppach aus Würzburg **(20)**. Clostridieninfektionen könnten sogar nach einem Behandlungsintervall von 3 Monaten (!) auftreten und zu heftigen Durchfällen und Darmentzündungen führen. Bei der Anamneseerhebung müsse man daher das letzte Vierteljahr berücksichtigen. Man spricht hier von antibiotikaassoziierten Durchfallerkrankungen (AAD), die immerhin jährlich zu 75.000 Klinikeinweisungen und somit zu einer erheblichen volkswirtschaftlichen Belastung von 3 Milliarden Euro pro Jahr führen! **(22)**

20 Prozent der AAD werden durch Clostridium difficile verursacht, die in einigen Fällen zu schweren, rezidivierenden Verläufen führen. Problematisch ist die sich weltweit ausbreitende pseudomembranöse Clostridiencolitis, die tödlich verlaufen kann. Wenn also nach einer Antibiotikatherapie Durchfälle auftreten, ist höchste Vorsicht geboten. Wenn die zunächst leichten Symptome nicht hinreichend beachtet werden, kann es zu dem fulminant verlaufen-

den Vollbild einer pseudomembranösen Colitis kommen. Therapeutisch kommen Metronidazol oder Vancomycin in Betracht. Das *Deutsche Ärzteblatt* schreibt: »Der Nachweis des neuen hoch virulenten Clostridium-difficile-Stamms erfordert molekulare Methoden, die in Deutschland noch wenig etabliert sind.« **(22)** **(siehe Kapitel 8 – Neue Stuhl- und Verdauungsanalysen)**

Immer wieder werden zur Durchfallbehandlung auch Präparate mit dem Hefestamm Saccharomyces boulardii empfohlen, die jedoch nicht bei Immunschwäche oder bei Patienten mit i. v. Katheter eingesetzt werden sollten. Es droht nämlich die massive Ausbreitung des Hefestammes und es kommt zur Fungämie (Pilzausbreitung im Blut), die ebenfalls tödlich verlaufen kann **(21)**.

Helicobacter pylori, Campylobacter, Yersinien und Salmonellen triggern Autoimmunerkrankungen

Bei dem als »Magenteufel« bezeichneten Helicobacter pylori (H. p.) handelt es sich um das am häufigsten im menschlichen Organismus vorkommende Bakterium. H. p. kann ursächlich an verschiedenen Erkrankungen des Verdauungstrakts beteiligt sein, wie z. B. Magengeschwüren und auch Magenkrebs. Die Hälfte der Weltbevölkerung ist mit dem Keim infiziert. Höher noch ist die Prävalenz (Krankheitshäufigkeit) in den Entwicklungsländern. Die Infektionsrate in Indien ist in der Altersgruppe um 60 annähernd 100 Prozent. Die Bevölkerungsdichte wie auch der sozioökonomische Status könnten für die hohe Besiedelungsrate eine entscheidende Rolle spielen **(58)**. Im Jahr 1994 hat die *International Agency for Research* das Bakterium als karzinogen (krebserregend) eingestuft. Als Behandlung hat sich die sogenannte Tripeltherapie etabliert. Hierbei werden zwei Antibiotika gleichzeitig in Verbindung mit einem Magensäureblocker (Protonenpumpenhemmer) verabreicht **(siehe auch Kapitel 5.1 – Vorsicht Magenschutz)**

Ich persönlich rate nur jenen Patienten, die an Geschwüren im Magen-Darm-Trakt leiden, diese Therapie durchzuführen, da sie schließlich nicht nur den Helicobacter-Stamm, sondern auch zahlreiche freundliche Bakterien im Darm abtötet. Die meisten Träger von H.-p.-Stämmen haben nämlich keinerlei Beschwerden und nur etwa 1 Prozent der betroffenen Patienten entwickeln Magenkrebs. Bei einem positiven Helicobacter-Befund (Atemgasanalyse bzw. genetischer Stuhltest) rate ich zunächst zu einer vier- bis sechswöchigen hoch dosierten probiotischen Therapie, d. h. ich verordne lebende Bifido- und Laktobazillen-Stämme. Darüber hinaus empfehle ich pflanzliche Substanzen wie Oregano-Öl, Neem-Extrakt und Sulforaphan, ein Wirkstoff aus Brokkoli- und Kohlgemüse. Auch Knoblauch hat ein antibiotisches Wirkspektrum und hilft schon in moderaten Mengen gegen Helicobacter pylori **(90)**.

Zur Unterstützung der Darmschleimhaut kann zusätzlich die Einnahme von täglich 1 bis 2 Gramm Glutamin (in schweren Fällen bis 7 Gramm) und auch das antientzündliche Curcumin oder Tumeric (Gelbwurzel) hilfreich sein. In den meisten Fällen kann anhand der Besserung der Symptomatik, einer Stuhlkontrolle bzw. eines H_2-Atemtests nach sechs Wochen der Erfolg der Therapie bestätigt werden.

Helicobacter pylori und Autoimmunerkrankungen

Neben den Reaktionen im Darm verursacht H. p. auch verschiedene extraintestinale Reaktionen – Symptome also, die unterschiedliche Organe betreffen. Sobald sich das Bakterium in der Magenschleimhaut eingenistet hat, löst es eine Immunreaktion aus, d. h. unsere Immunzellen bilden Antikörper (humorale Immunreaktion). Es kommt sowohl zur humoralen als auch zellulären Immunantwort, bei der Immunzellen an den Reaktionsort wandern und dort eine Abwehr- bzw. Entzündungsreaktion auslösen können. Aufgrund der Ähnlichkeit der von den Immunzellen gebildeten Antikörper mit körpereigenen Strukturen wie z. B. glatte Muskulatur und Epithelzellen in den Blutgefäßen – führt diese Immunantwort gegen H. p. nicht nur zur lokalen Entzündung im Magen, sondern es kann zu Gefäßentzündungen (Vaskulitis) im ganzen Körper kommen. Die Folge ist eine systemische Autoimmunerkrankung, die auch die Blutgefäße des Herzens und der Augen, die Thrombozyten (Blutplättchen) und das Nervensystem angreift. Eine Studie aus dem Jahr 2005 kommt zu dem Ergebnis, dass die Wahrscheinlichkeit einer Triggerfunktion (Verstärkungsreaktion) von Helicobacter pylori bei der ideopathischen Parkinsonerkrankung sehr hoch ist **(59)**.

Studien aus den Jahren 1998 und 1999 fanden Zusammenhänge zwischen H.-p.-Infektionen und autoimmunen Schilddrüsenerkrankungen (Thyreoiditis). Wie grundlegend wichtig es ist, auf diese Zusammenhänge im Rahmen der Diagnostik zu achten, wird besonders anschaulich, wenn man sich die Organsysteme ansieht, die von der Schilddrüse gesteuert werden: Die Schilddrüse nimmt Einfluss auf den Zucker-, Fett- und Eiweißhaushalt, den Wärmehaushalt und die Körpertemperatur, das Herz und den Kreislauf, die Gemütsverfassung und die Leistungsfähigkeit, den Magen und den Darm, die Muskeln und das Nervensystem. Beim Kind steuern die Schilddrüsenhormone zudem die Gehirn- und Nervenentwicklung sowie das Knochenwachstum.

Im Jahr 2003 veröffentlichten Forscher eine interessante Fallstudie. Bei einem Magenkrebspatienten schrumpfte nach einer Teilresektion des Magens sein Schilddrüsentumor und verschwand vollständig nach einer antibiotischen Eradikation von H. pylori **(60)**.

Infektionen mit Helicobacter pylori können Autoimmunerkrankungen der Schilddrüse, Gefäßentzündungen (Vaskulitis) und auch Parkinson verstärken.

Helicobacter pylori ist nicht der einzige Keim, der neben den örtlichen Infektionen zu systemischen – also im ganzen Körper ablaufenden – Reaktionen führt, siehe die nachfolgende Tabelle.

Bakterien und Pilze, die zu systemischen Reaktionen führen können

Yersinia enterocolitica	Schilddrüse + Gelenke (Autoimmunthyreoiditis, reaktive Arthritis)
Campylobacter jejuni	Gefäße + Gelenke (Guillain-Barré-Syndrom, reaktive Arthritis)
Salmonellen	reaktive Arthritis
E. coli	Blutbild / Niere (hämolytisch urämisches Syndrom / Gasser-Syndrom)
Candida albicans	Allergien / Haut (atopische Dermatitis), triggert Zöliakie

Arthralgien (Gelenkentzündungen) sind die häufigsten Reaktionen bei entzündlichen Darmerkrankungen – sie treten bei 7 bis 35 Prozent der Patienten auf. Obwohl die Ursache der entzündlichen Darmerkrankungen (Colitis ulcerosa,

Crohn-Krankheit) nicht hinlänglich geklärt ist, werden aber genetische und immunologische Mechanismen vermutet. Eine immunologische Fehlregulation, wie z. B. die verstärkte Abwehrreaktion gegen Mikroorganismen im Darm, hat lokale und systemische Entzündungsreaktionen zur Folge. Zusätzlich kann es auch zu einem direkten immunologischen Angriff auf körpereigene Proteinstrukturen kommen und es bilden sich Auto-Antikörper, die in ungünstigen Fällen aufgrund der Strukturähnlichkeit zu Zellmembranen anderer Organe im Körper sogenannte Kreuzreaktivitäten verursachen **(siehe auch Kapitel 3.5 – Zöliakie als Multisystemerkrankung)**.

Darm und Rheuma (Kreuzreaktivität)
Kreuzreaktivität besteht zwischen Darmzellen (Colon-Epithelzellen) und den Zellmembranbausteinen der Augen, Knorpelzellen und den Gallenepithelien. Auch nach Entfernen des Darms können diese extraintestinalen Kreuzreaktionen noch über Jahre ablaufen, was auf das Vorhandensein von immunologischen Gedächtniszellen hindeutet, die lange im Blut zirkulieren. Im November 2010 berichtet die medizinische Fachzeitung Medical Tribune über Autoimmunerkrankungen mit der Überschrift »Eigene Bakterien schuld am Rheuma?« **(74)** Patienten mit neu diagnostizierter rheumatoider Arthritis haben in der Mundflora mehr Spirochetaceae-, Prevotellaceae- und Porphyromonas-Bakterien (im Mittel 53 Prozent) als gesunde Kontrollen (im Mittel 18,5 Prozent). Da mit der bisher üblichen kulturellen Anzüchtung nur etwa ein Fünftel der Bakterienspezies im menschlichen Körper nachgewiesen werden können, hat das New Yorker Forscherteam schon die neuen genetischen Tests (DNA-Sequenzierung) eingesetzt, ein Verfahren, das auch bei den neuen Stuhlanalysen in meiner Praxis und im IFU-Diagnostic Center in Wolfhagen zum Einsatz kommen. **(siehe auch Kapitel 8 – Diagnostik)**.

Bei zwei Dritteln der Rheumapatienten zeigten sich deutliche Schleimhauterkrankungen im Mund. Bei der oralen Probenentnahme bluteten die Patienten mit rheumatoider Arthritis an 78 Prozent der gingivalen »Entnahmestellen« und Gesunde nur an 12 Prozent. Da alle Schleimhäute miteinander immunologisch in Kontakt stehen, kann man sich erklären, warum Patienten mit Autoimmunerkrankungen so unterschiedliche Symptome an unterschiedlichen Organen zeigen. Da die Mundschleimhaut zum Verdauungstrakt gehört, kann man nun spekulieren, ob eine Behandlung der Darmschleimhaut, z. B. mit freundlichen Darmbakterien, bei Rheumapatienten nicht auch positiv auf die Mundschleimhaut wirkt und natürlich auch auf das entzündliche Geschehen bei der rheumatischen Erkrankung?

Extraintestinale Manifestationen von Erkrankungen können natürlich auch durch Nährstoffdefizite ausgelöst bzw. verstärkt werden **(61)**. **(siehe auch Kapitel 9 – Therapie)**

Brokkoli/Sulforaphan gegen Helicobacter pylori

Höchstes öffentliches Interesse fand die Entdeckung Dr. Talalays und seiner Kollegen, dass Sulforaphan sich in Laborversuchen als wirkungsvolles Mittel gegen das Magenkrebsbakterium Helicobacter pylori erwiesen hat. Infektionen mit Helicobacter werden für Ösophagitis (Entzündungen der Speiseröhre), Gastritis, Magengeschwüre und die meisten Fälle von Magenkrebs verantwortlich gemacht – Magenkrebs gehört zu den weltweit häufigsten Todesursachen.

Ein großes Problem bestand bisher in den beschränkten Erfolgsaussichten bei einer Behandlung mit Antibiotika. Nicht nur, dass die Helicobacter-Bakterien zunehmend resistent sind, sie verbergen sich auch in den Zellen, die die Magenwände auskleiden – und werden dadurch für eine erfolgreiche Behandlung durch Antibiotika unzugänglich.

Sulforaphan (Brokkoliextrakt) schaltet dagegen nach den vorliegenden Berichten Helicobacter wirkungsvoll aus, unabhängig davon, ob sich die Bakterien innerhalb oder außerhalb der Magenwandzellen befinden und auch unabhängig davon, ob es sich um Stämme handelt, die gegen die gewöhnlich eingesetzten Antibiotika resistent sind.

Dr. Talalay äußerte sich überzeugt davon, »dass die zweifache Aktion von Sulforaphan – nämlich einmal die Hemmung von Helibacter-Infektionen und zum anderen die Blockierung der Tumorbildung im Magen – zu der berechtigten Hoffnung Anlass gibt, dass diese einfachen und natürlichen Maßnahmen synergistisch wirken, um die Menschen vor Magenkrebs zu schützen.« Nähere Informationen über Brokkoli/Sulforaphan finden Sie auf der Internetseite www.nwzg.de.

2.6 Übergewicht durch bakterielle Fehlbesiedelung (Adipositas-Index)

Forschungsarbeiten deuten darauf hin, dass beim Übergewicht auch bakterielle Komponenten eine Rolle spielen. Eine positive Veränderung der Darmflora führt zu einer verbesserten Insulinresistenz und einer insgesamt verbesserten oralen Zuckertoleranz. Eine Reduzierung bestimmter Bakterienstämme, der **Firmicutes**, unterstützt Maßnahmen zur Gewichtsreduktion. Manche Bakterien führen nämlich zu einer erhöhten Freisetzung von Kalorien aus der verzehrten Nahrung.

Zu den Firmicutes zählen folgende Bakterienstämme: Clostridien, Streptomyces, Laktobazillen, Mycoplasma, Bacillus. Das Verhältnis von Firmicutes-Stämmen zu Bacteroidetes-Stämmen bezeichnet man als *Adipositas-Index* und ist Bestandteil der neuen DNA-Stuhlanalysen **(siehe**

Diagnostik-Kapitel 8). Bei einem erhöhten Adipositas-Index sollte das im Therapiekapitel (Kapitel 9) beschriebene **4-R-Programm** angewendet werden.

Der Adipositas-Index ergibt sich aus dem Anteil an verschiedenen Bakteriengruppen, den Firmicutes und den Bacterioidetes. Beobachtungen haben ergeben, dass Personen mit einem hohen Anteil an Firmicutes die Nahrung offenbar besser verdauen können und schneller an Gewicht zunehmen.

2.7 Pilze im Darm (Candida)

Der neue DNA-Stuhltest (*GI-Effects* von Metametrix) auf Pilze, Bakterien, Parasiten und Verdauungsstörungen gehört zu den Basisuntersuchungen in der umweltmedizinischen Praxis. Der Darm stellt mit seinen 300 bis 400 Quadratmeter Oberflächenstruktur die größte Grenzfläche unseres Organismus zur Umwelt dar. Giftstoffe, die durch Mikroorganismen im Darm, durch Gärprozesse und Nahrungsmittelallergien entstehen, gelangen über den Blutstrom direkt in die Leber und belasten die Entgiftungswege. Hierdurch wird auch die Ausscheidung von Umweltgiften erschwert.

Pilze und Allergie

Immer häufiger wird über den Zusammenhang einer Pilzbesiedelung im Darm und allergischen Erkrankungen berichtet. Unter dem Einfluss von Candida-Antigenen wird die Th-Zellpopulation in Richtung Th2-Subpopulation ausdifferenziert, d.h. in Richtung Allergie. Eine klinische Beobachtung wies schon 1951 auf einen Zusammenhang zwischen Candida albicans und Asthma hin, neue Untersuchungen über eine Besiedelung des Magen-Darm-Trakts mit Candida albicans und dem Auftreten von Asthma, Rhinitis und Neurodermitis mit entsprechender IgE-Bildung bestätigen dies.

Pilze und Haut

Bei Patienten mit chronischen Hautkrankheiten ist die Pilzbesiedelung im Darm stärker als bei Gesunden: 80 Prozent der Neurodermitiker und 84 Prozent der Patienten mit seborrhoischem Ekzem bzw. seborrhoischen Formen der Psoriasis (Schuppenflechte) weisen einen intestinalen Pilzbefall auf. Durch eine Darmsanierung lassen sich immer wieder eindrucksvolle Besserungen selbst hartnäckiger Ekzeme und auch Urticaria (Nesselsucht) feststellen.

Pilze und Schmerzen

Im Darm siedelnde Pilze können zu Fieberschüben und Schmerzen führen. Eine Patientin litt seit einem Jahr an wiederkehrenden Fieberschüben bis 40 °C mit Schüttelfrost, Atemnot, Husten und Muskelschmerzen. Alle Therapien waren gescheitert. Eine Stuhlanalyse zeigte eine starke Candida-Besiedelung und auch im Blut waren erhöhte Antikörper gegen Candida nachweisbar. Nach einer 14-tägigen systemischen Antipilzbehandlung war die Patientin beschwerdefrei.

2.8 Parasiten

Parasiten infizieren häufig die Darmzotten und nisten sich in die einzellige Darmzellschicht ein und können zu einer erhöhten Darmdurchlässigkeit **(siehe Kapitel 8.4 Leaky-Gut-Test**) führen. Hierbei müssen nicht unbedingt Beschwerden im Darm auftreten, sondern es könnten andere Organe können betroffen sein.

Zahlreiche Symptome können durch einen Parasitenbefall verursacht werden: Übelkeit, Erbrechen, chronische

Erschöpfung, reaktive Arthritis, Schlafstörungen, Juckreiz, Reizdarmsyndrom und Fieber.

Abb. 3 zeigt eine schwere mikrobiologische Fehlbesiedelung. Die 50-jährige Patientin, die an ausgeprägten Unverträglichkeiten leidet, hat eine starke Pilzbesiedelung. Darüber hinaus konnten verschiedene Parasiten (Blastocystis hominis, Dientamoeba fragilis) und auch ein Wurmbefall (Hakenwurm) nachgewiesen werden. Viele Experten betrachten **Blastocystis hominis** als pathogen. Eine Übertragung erfolgt fäkal/oral – meistens über kontaminiertes Wasser. Der gleiche Übertragungsweg gilt für Dientamoeba fragilis. Im menschlichen Organismus verbleibt der Keim im Lumen des Dickdarms bzw. im Blinddarm (Caecum). Infektionen mit Dientamoeba können asymptomatisch oder mit Durchfall verlaufen. Gelegentlich werden folgende Beschwerden festgestellt: Gewichtsabnahme, Erschöpfung, Blut im Stuhl und Eosinophilie (Anstieg der Zahl bestimmter weißer Blutzellen, die auf allergische Prozesse bzw. Parasiten hinweisen). Therapeutisch ist die Einnahme von pflanzlichen Präparaten durchaus sinnvoll. Aus der Gruppe der natürlichen Substanzen hat **Oregano (Wirkstoff: Carvacrol)** eine gute Hemmwirkung gegen Parasiten und Pilze. **Näheres siehe Kapitel 9 – Therapie.**

2100 Gastrointestinal Function Profile Mei

Pathogenic Bacteria		95% Reference Range
Helicobacter pylori	<0.01	<=1.0E+005
Clostridium difficile	<0.01	<=1.0E+005
E.H.E. coli	<0.01	<=1.0E+005
Campylobacter sp.	<0.01	<=1.0E+005

Yeast/Fungi		
Yeast/Fungi; taxonomy unavailable.	+3 => 10000 pg DNA/g specimen	Neg

A taxonomy unavailable finding may indicate ingested mold. The higher the number, the greater the indication for treatment, particularly when accompanied by clinical symptoms.

Parasites		
Blastocystis hominis	Positive	Neg
Dientamoeba fragilis	Positive	Neg
Necator americanus (hookworm)	Positive	Neg
Strongyloides sp.	Positive	Neg
Parasite present; taxonomy unavailable.	Positive	Neg

A taxonomy unavailable finding likely indicates an ingested protozoan and not a human parasite. It does not indicate treatment unless patient symptoms and other inflammatory markers are consistent with parasite infection.

Abb. 3: Intestinale Dysbiose: Starke Pilz-, Parasiten- und Wurmbesiedelung (Analytik: Metametrix Clinical Laboratory, USA)

3 Nahrungsmittelunverträglichkeiten

3.1 Chronisch krank durch gesunde Kost?

Nahrungsmittel, Aromen und andere Zusatzstoffe spielen eine große Rolle bei zahlreichen chronischen Erkrankungen – auch solchen, die vorrangig das Gehirn und Nervensystem betreffen. Man schätzt, dass in den USA über 60 Prozent der Bevölkerung an Nahrungsmittelunverträglichkeiten leiden. Einige Ärzte sind der Ansicht, dass Nahrungsmittel-Allergien/Unverträglichkeiten die Hauptursache zahlreicher »nichtdiagnostizierbarer« Beschwerden sind. Etwa 60 Prozent der Patienten mit Nahrungsmittelintoleranzen haben Spätreaktionen **(70)**.

Bei Nahrungsmittel-Allergie denkt man zuallererst an eine Sensibilisierung durch die orale Aufnahme des Allergens. Entsprechende Reaktionen können aber auch auf non-ingestiven Wegen ausgelöst werden: durch Hautkontakt oder durch Inhalation. Obwohl nur geringe Mengen per Inhalation aufgenommen werden, können Umweltgifte zu einer verstärkten Immunreaktion beitragen. Bei der Verarbeitung von Meeresfrüchten treten Allergien bei bis zu 36 Prozent der Beschäftigen auf. Die Reaktionen manifestieren sich häufig als Nasenlaufen, Niesen, verstopfte Nase, tränende und gerötete Augen, Husten oder Giemen. **(69)**

Das *Deutsche Ärzteblatt* schreibt im März 2010: »Jedes zehnte Baby hat Neurodermitis oder fällt durch Nahrungsmittelunverträglichkeiten auf.« Bei Kindern kommt es häufiger zu sekundären Allergien auf Soja und Weizen – d. h. die Nahrungsmittelallergie wird durch Inhalation ausgelöst. Man spricht hier von pollenassoziierter Nahrungsmittelallergie. Bei 98 Prozent der zehnjährigen Kinder mit einer Weizenallergie wurde auch eine Gräserpollenallergie diagnostiziert – 82 Prozent hatten gleichzeitig eine Birkenpollenallergie. 92 bis 96 Prozent dieser Kinder haben die Nahrungsmittelallergie (frühe IgE-Sensibilisierung gegen Soja und Weizen) erst nach dem Auftreten der Pollenallergie erworben **(71)**.

Auch die Allergien gegen Erdnuss (ebenso wie Soja eine Hülsenfrucht) nimmt zu. Bei Dreijährigen in Großbritannien ist die Sensibilisierung gegenüber Erdnüssen von 1989 bis 1995 von 1,3 auf 3,2 Prozent gestiegen. In der bevölkerungsbasierten Studie, die im Jahr 2008 in der renommierten Fachzeitschrift *Lancet* **(72)** veröffentlicht wurde, fand sich eine signifikante Assoziation zur Aufnahme von Sojamilch oder Soja-Säuglingsnahrung und zum Einsatz von Erdnussöl-haltigen Hautpräparaten. Bei jedem vierten Erdnussallergiker, der häufigsten Form von Nahrungsmittelallergien, muss mit schweren Zwischenfällen gerechnet werden.

Patienten mit einer Allergie gegenüber Hülsenfrüchten wie Erdnuss und Soja können beim Besuch einer Pizzeria große Überraschungen erleben, wenn der Pizzabäcker Lupinenmehl im Teig verwendet. Die Lupine (Lupinus albus) gehört zu den Hülsenfrüchten. Ihr Mehl ist eiweiß- und fettreich, hat ein großes Wasserbindungsvermögen und eine schöne gelbe Farbe, weshalb es in der Nahrungsmittelindustrie immer häufiger eingesetzt wird. Es gelangt als Zutat in Brötchen, Teigwaren, Marmeladen und Ketchup. Im Mai 2005 berichtet eine medizinische Fachzeitung über einen schweren Asthmaanfall bei einem Kind nach Verzehr einer Tiefkühlpizza. Die Erdnussallergie war bekannt, jedoch hat man die Kreuzallergie zum Lupinenmehl nicht ahnen können **(73)**.

Nach Prof. Ulrich Wahn liegt das Zeitfenster, in dem sich die Allergien möglicherweise noch verhindern lassen, zwischen der späten Phase der Schwangerschaft und den ersten Lebensmonaten. Meinen Patienten rate ich daher, besonders die Darmökologie zu unterstützen, d.h. die Einnahme von freundlichen Darmbakterien und allergene Nahrungsmittel sollten gemieden bzw. im Rahmen einer 4-Tage-Rotation gegessen werden. Darüber hinaus ist eine ausreichende Versorgung mit Mineralstoffen und Vitaminen notwendig. Bei der Auswahl der Hautpflegeprodukte sollte ebenfalls eine individuelle Beratung erfolgen.

Gesunde Kost gibt es nicht!

Generell lässt sich im Hinblick auf Nahrungsmittel nach unseren Erfahrungen ableiten, dass es »gesunde Kost« eigentlich nicht gibt! Es kommt darauf an, was der Organismus aus dem »Fremdstoff Nahrung« macht. Im Rahmen der Allergiediagnostik sollte man sich nicht auf die klassischen Antikörpertests, bei denen die Immunglobuline des Typs E (IgE- bzw. RAST-Tests) bestimmt werden, verlassen. Auch die als Prick-Tests bezeichneten Hauttests erlauben nur eine begrenzte Aussage und sind völlig ungeeignet, um Unverträglichkeiten gegen Nahrungsmittel differenziert zu überprüfen. Aufgrund des Budgetdruckes in den deutschen Kassenarztpraxen, werden nur wenige Allergietests durchgeführt. Wenn die anamnestischen Schilderungen der Patienten auf Unverträglichkeiten hinweisen, müssen wir diese Angaben ernst nehmen und fragen, ob vielleicht die zur Zeit verfügbaren Untersuchungsmethoden nicht ausreichen, um diesen Sachverhalt aufzudecken. **(Näheres siehe Kapitel 8 – Diagnostik)**.

Der Allergix-IgG-Nahrungsmitteltest
Allergische Symptome können auch durch Entzündungsmediatoren wie Histamin und Leukotriene wie LTC_4 verursacht oder verstärkt werden. Diese werden durch die üblichen Allergietests nicht aufgedeckt. Eine hilfreiche Methode stellt auch der Lymphozytentransformationstest auf Nahrungsmittel dar. Hierbei werden die Blutzellen (Lymphozyten) mit den verdächtigen Nahrungsmitteln in Kontakt gebracht und sog. Stimulationsindizes ermittelt.

Auch die herkömmlichen sogenannten IgG-Nahrungsmittelallergie-Tests, wie sie auch von verschiedenen Labors in Deutschland angeboten werden, sind nicht zu empfehlen. Sie haben die Patienten eher verwirrt, weil sie zu viele und oft auch *falsch positive Ergebnisse* zeigten. Diese haben zu ungerechtfertigten Einschränkungen des Ernährungsplanes geführt, wobei die Compliance, also die Mitarbeit der Patienten, bei solchen Tests verständlicherweise nicht besonders gut ist. In den USA ist seit kurzer Zeit der optimierte IgG-Antikörpertest unter der Bezeichnung **ALLERGIX ANTIBODY PROFIL** eingeführt worden. Hierbei werden die falsch positiven Reaktionen eliminiert. Näheres finden Sie im **Kapitel 8 – Diagnostik.** Auf der Basis der modernen Nahrungsmitteltests wird ein Ernährungsplan (Eliminations- und Rotationsdiät) erstellt.

3.2 Aufmerksamkeits-Defizit-Hyperaktivitäts-Syndrom (AHDS) – Eine Million Fehldiagnosen?

ADHS wird offenbar viel zu häufig diagnostiziert. Prof. Todd Elder von der Universität in Michigan kritisiert auf der Basis einer Studie von fast 12.000 Teilnehmern, dass wahrscheinlich 1 Million Kinder das Etikett ADHS zu Unrecht tragen. Der Grund für die falsche Einstufung: Die Kinder sind in der Schule oder im Kindergarten einfach die jüngsten des Jahrgangs und schaffen es noch nicht, sich adäquat zu benehmen. So hatten die jüngsten Mitglieder eines Kindergartens ein um 60 Prozent höheres Risiko, als ADHS-krank eingestuft zu werden, als die ältesten **(109)**.

Das Syndrom ADHS hat sich in den letzten Jahren offenbar explosionsartig vermehrt. Eine Ursache dieser „Krankheit" ist bislang nicht bekannt. In Fachkreisen wird von einer „multifaktoriellen" Erkrankung gesprochen.

Im Laufe meiner ärztlichen Tätigkeit mit hochsensiblen Patienten konnte ich oft beobachten, dass der Hirnstoffwechsel bei Kindern und auch Erwachsenen, die an ADHS leiden, durch zahlreiche Umweltfaktoren wie Chemikalien, Nahrungsmittel, Zusatzstoffe etc. erheblich gestört werden kann. Das Weglassen von Farb- und Konservierungsstoffen sowie von bestimmten Nahrungsmitteln zeigte bei vielen Patienten eine deutliche Verbesserung der Symptomatik und somit der Lebensqualität.

Interessant ist in diesem Zusammenhang auch eine Veröffentlichung in der Zeitschrift Allergologie **(110)** über die Ergebnisse einer Elternbefragung bezüglich ihrer Erfahrungen mit einer Ernährungsumstellung bei ihren hyperaktiven Kindern. Die Ergebnisse sprechen für sich: „Eine Eliminationsdiät – d.h. das Weglassen von bestimmten Nahrungsmitteln – wurde bei 148 Probanden (93 % der Verhaltensauffälligen) angewendet, bei 94 % davon war die Ernährungsumstellung nach Angabe der Eltern erfolgreich." Die Eltern bezeichneten die Diät mindestens ebenso oft als wirksam wie Methylphenidat (z.B. Ritalin) oder die psychologischen Therapien (z.B. Psychomotorik-, Psychotherapie, Logopädie-, Legasthenietherapie etc.). Vor dem Einsatz von Psychopharmaka sollten meines Erachtens unbedingt eingehende umwelt- und ernährungsmedizinische Untersuchungen vorangestellt werden.

Obwohl mittlerweile hinlänglich bekannt ist, dass Nahrungsmittel und Zusatzstoffe das Verhalten von Kindern und Erwachsenen beeinflussen können, lege ich persönlich großen Wert darauf, dass diätetische Maßnahmen nur nach sorgfältiger Anamnese und modernen Blutuntersuchungen erfolgen. In Ergänzung zu den klassischen Allergietests (IgE- oder Prick-Tests) sollten daher die neuen, in Kapitel 8.7 beschriebenen Testverfahren eingesetzt werden, um Nahrungsmittel-Unverträglichkeiten aufzudecken. Auch Stuhl- und Verdauungsanalysen gehören bei ADHS-Patienten zum Routineprogramm. Darüber hinaus ist die Bestimmung der Schwermetalle wie Blei, Quecksilber, Arsen etc. im Blut, Urin, Stuhl bzw. Haaren zu empfehlen. Ergänzend hierzu sind Stoffwechseluntersuchungen im Hinblick auf einen erhöhten Bedarf an Vitaminen, Mineralstoffen, Aminosäuren und Fettsäuren hilfreich.

3.3 Milch und Getreide greifen Psyche an (Peptidunverträglichkeiten)

Unverdaute Eiweiße aus Kuhmilch und Getreide wie z. B. Glutenomorphine oder Casomorphine können besonders bei einer erhöhten Durchlässigkeit der Darmschleimhaut zu Störungen im Gehirnstoffwechsel führen.

Nicht nur klassische Allergien sondern auch Verdauungsstörungen können Hyperaktivität, Autismus, Depressionen und sogar Schizophrenie auslösen bzw. verstärken. Im Blutstrom von Patienten mit neuro-psychiatrischen Erkrankungen können zirkulierende unverdaute Eiweiße gefunden werden. Diese sogenannten Polypeptide stammen aus Getreide und Kuhmilch und werden als Exorphine (bzw. Exomorphine) bezeichnet. Je nach Herkunft heißen sie Glutenmorphine (aus Getreide) oder Casomorphine (aus Kuhmilch). Bei den Exorphinen handelt es sich um opiatähnliche Peptide, die bei einer gestörten Verdauungsleistung aus Nahrungsproteinen gebildet werden. Besonders bei einer erhöhten Durchlässigkeit der Darmschleimhaut (Leaky Gut) können diese Polypeptide zu Störungen im Gehirnstoffwechsel führen. Glutenmorphine behindern den Reifeprozess des Gehirns und z. B. das Glutenmorphin A5 ist assoziiert mit Störungen der Aufmerksamkeit und Hyperaktivität. Eine andere Fraktion, die Gliadinomorphine, wird besonders bei einer erhöhten Darmdurchlässigkeit (Leaky Gut) nachgewiesen. Diese können zu Verhaltensstörungen bei Kindern führen. Eine weizenfreie Diät führt relativ rasch wieder zu einem Absinken der Gliadinomorphine. Neben einer Eliminationsdiät empfehle ich meinen Patienten unbedingt auch die Einnahme von Enzymen zur Verbesserung der Verdauungsleistung. **Näheres über Enzyme siehe Kapitel 6.**

Auch antientzündliche Substanzen wie Omega-3-Fettsäuren, Curcuma (Tumeric), Glutamin und Darmbakterien können hilfreich sein. Studien konnten zeigen, dass bei Autisten die morphinähnlichen Nahrungsbausteine direkt in der Darmschleimhaut zur Mobilisierung von Interleukinen führen und dort Entzündungen auslösen **(36–39)**. Dass Entzündungen im Darm auch direkt das Gehirn beeinflussen habe ich bereits in einem anderen Kapitel beschrieben.

Mit einer neuen Urinanalyse kann abgeklärt werden, ob die neurologischen bzw. psychiatrischen Symptome durch morphinähnliche Eiweißbruchstücke ausgelöst oder verstärkt werden **(siehe auch Kapitel 8.5)**.

3.4 Getreideallergie – Glutensensibilität – Zöliakie

Gluten ist ein klebriges Protein, das z. B. in Weizen, Roggen und Hafer vorkommt. Auch Produkte, von denen man es zunächst nicht erwartet, können zur Glutenbelastung beitragen: Nudeln, Sojasauce, Bier, Whiskey, Hefeextrakt, Maltodextrin, Würste, Hamburger, Ketchup, bestimmte Medikamente, Zahnpasta und Lippenstifte. Wenn unverdautes Gluten bzw. Gliadin in den Dünndarm gelangt, kann es bei sensiblen Personen zu Autoimmunreaktionen und damit verbunden zu zahlreichen Beschwerden kommen.

Der Zöliakie-Eisberg

Früher wurde die Zöliakie (Getreideunverträglichkeit) als reine gastrointestinale Erkrankung gesehen, die in der Kindheit als Darmerkrankung (Malabsorptionssyndrom) nach dem Verzehr glutenhaltiger Getreideprodukte (inkl. Weizen, Roggen, Hafer) aufgetreten ist **(46–51)** und hauptsächlich mit folgenden Symptomen assoziiert war: Durchfall, Bauchschmerzen, Gewichtsabnahme, Gedeihstörungen und Blähungen. Die Diagnose Zöliakie bzw. Sprue wurde durch positive Anti-Gliadin-Antikörper im Blut und eine Gewebeprobe im Dünndarm (Zottenatrophie) bestätigt. Durch eine glutenfreie Diät verbesserten sich die Beschwerden und auch die Darmzotten erholten sich wieder, während nach erneutem Verzehr von Getreideprodukten die Symptome wiederholt auftraten.

Die Zöliakie kann als systemische Erkrankung alle Organe betreffen – auch das Gehirn.

Heute sieht man in der Zöliakie eine systemische Erkrankung, die alle Organe im Organismus betreffen kann – auch das Gehirn. Da eine Vielzahl chronischer Organschäden durch glutenhaltige Nahrungsmittel verursacht wird, **ohne** dass Darmbeschwerden, Zottenatrophie, positive Antikörperwerte, Bauchschmerzen etc. auftreten, wird eine Zöliakie relativ selten als Ursache ermittelt.

Zahlreiche Zöliakiepatienten haben überhaupt keine Beschwerden im Darmtrakt, sondern es sind andere Organe betroffen:

NERVEN	zerebelläre Ataxie, Schizophrenie, Depressionen
HAUT	Dermatitis herpetiformis
SCHILDDRÜSE	Thyreoiditis
LEBER	Autoimmunhepatitis
GELENKE und KNOCHEN	Kollagnosen inkl. rheumatoider Arthritis
BAUCHSPEICHEL-DRÜSE	Diabetes mellitus

Die Dunkelziffer von Patienten mit einer Glutensensibilität, also einer Getreide-Überempfindlichkeit, ist hoch. Da auf **einen** diagnostizierten Zöliakiefall **acht** (!) weitere Fälle kommen, kann man durchaus von dem »Zöliakie-Eisberg« sprechen **(51, 52)**.

Für die Praxis bedeutet dies: Obwohl Glutenunverträglichkeit bzw. Zöliakie so weit verbreitet ist, dass sie die WHO-Kriterien für eine Routineuntersuchung (sogenanntes Massen-Screening) erfüllt, bleibt die Erkrankung über viele Jahre unerkannt. In einer kanadischen Studie an 2681 Erwachsenen, bei denen eine Zöliakie mittels Dünndarmbiopsie festgestellt werden konnte, dauerte es bis zur Diagnosestellung im Mittel 11,7 Jahre! In einer ähnlichen Studie in den USA dauerte es bis zur Diagnosestellung 11 Jahre **(26, 27)**. Wie viel Leid, Medikamenteneinnahme und Psychotherapie hätte den Patienten wohl erspart werden können? Wie viele Kosten sind durch die verspätete Diagnosestellung dem Gesundheitssystem wohl entstanden?

Vor der richtigen Diagnose (Glutensensibilität) wurden folgende Erkrankungen angenommen:

- Anämie (40 Prozent)
- Stress (31 Prozent)
- Reizdarmsyndrom (29 Prozent)

27 Prozent der Patienten haben vorher drei oder mehr Ärzte aufgesucht.

Die Zeit bis zur Diagnosestellung einer Zöliakie oder Glutensensibilität dauert 11 Jahre!

Fachleute schlagen daher vor, nicht so strikt an dem eng definierten Begriff Zöliakie (an obige Kriterien gebunden) festzuhalten, sondern schon früher von einer **Glutensensibilität** zu sprechen, weil dieser Begriff eher die Breite histologischer und pathophysiologischer Veränderungen und Organmanifestationen, die mit dem Verzehr von Gluten assoziiert sind, beschreibt.

Eine unbehandelte Glutensensibilität führt zu einem Vitamin-D-Mangel und zahlreichen hiermit assoziierten körperlichen und psychischen Symptomen – auch zu einem erhöhten Krebsrisiko **(29, 30)**. Ohne Vitamin D_3 kommt es zu Störungen der Immunabwehr: Die Bildung von natürlichen Killerzellen ist beeinträchtigt.

Eine wenig bekannte Komplikation der Zöliakie ist die Neigung zu Frühgeburten und Aborten **(25)**.

Stress kann eine Glutensensibilität und in der Folge einen Vitamin-D_3-Mangel verursachen.
Ein chronisch erhöhter Cortisolspiegel (Stress) führt zu einem Absinken von sekretorischem IgA (sIgA). Sekretorische IgA-Antikörper werden von der Darmschleimhaut gebildet und gelten als erste Abwehrfront gegen pathogene Keime. Niedrige sIgA-Werte sind mit körperlichem und psychischem Stress sowie mit mangelhafter Nährstoffversorgung assoziiert. Hierdurch kommt es zu einer erhöhten Durchlässigkeit der Darmschleimhaut und häufig gleichzeitig zu einem Anstieg von Anti-Gliadin-Antikörpern. Stress kann also eine Glutensensibilität verursachen und triggern. Deshalb untersuchen wir im Rahmen unserer Hormonanalysen (Adreno-Cortex-Stress-Speichel-Test) neben Cortisol, DHEA auch Anti-Gliadin-Antikörper.

Zöliakie nimmt bei Älteren zu

Das Risiko, an einer Getreideunverträglichkeit zu erkranken, nimmt stark zu. Zöliakie bricht nicht, wie häufig angenommen, hauptsächlich in der Kindheit aus, vielmehr steigt die Häufigkeit der Erkrankung in der Altersgruppe ab 50 deutlich an. Seit 1974 habe sich das Auftreten der Autoimmunerkrankung alle 15 Jahre verdoppelt, heißt es in einer Studie der University of Maryland School of Medicine Center for Celiac Research/USA, veröffentlicht in *Annals of Medicine* **(7)**. Vor zwei Jahren hatten bereits finnische Wissenschaftler nachgewiesen, dass Zöliakie bei Personen über 50 Jahren ungefähr zweieinhalb Mal so häufig auftritt wie in der Gesamtbevölkerung **(8)**.

Auch italienische Forschungen stellen die gängige Annahme infrage, dass sich Glutenintoleranz üblicherweise in der Kindheit entwickelt. Einer der Autoren, Carlo Catassi von der Universität Marche, erwähnt, dass man nicht notwendigerweise mit Zöliakie geboren wird: »Wir konnten zeigen, dass manche Menschen das Leiden erst spät entwickeln.« **(9)** Es ist noch immer ungeklärt, wie und warum die Toleranz von Produkten mit Weizen, Roggen oder Gerste verloren geht. Die Studie belegt, dass Umwelteinflüsse den Ausschlag dafür geben, dass das Immunsystem eine Unverträglichkeit entwickelt. Individuen können Gluten etliche Dekaden tolerieren, bevor die Krankheit ausbricht. Die Forscher gehen davon aus, dass ein oder mehrere Umweltfaktoren abseits des Glutens eine Rolle spielen. Es würde damit auch die Ansicht widerlegt, wonach man gegen Autoimmunität nichts unternehmen kann, solange die Ursachen nicht bekannt und beseitigt sind. Auch wer eine genetische Prädisposition hat, muss nicht zwangsläufig an Zöliakie erkranken.

Autoimmunstörungen sind den Angaben zufolge in den USA die dritthäufigste Krankheitskategorie nach Krebs und Herzleiden.

Da Patienten mit Zöliakie häufig unspezifische Symptome haben wie Gelenkschmerzen, Depressionen und chronische Müdigkeit und gleichzeitig Darmbeschwerden völlig fehlen können, kann es – wie oben beschrieben – Jahre dauern, bis die Diagnose gestellt wird.

3.5 Neurologische Störungen durch Getreide (45)

Allergien manifestieren sich auf der Grundlage einer schweren neuroimmunologischen Fehlregulation, schreibt Harald Renz im Editorial der Zeitschrift *Allergologie.* Er spricht also von einer Fehlregulation, die die beiden wichtigen Informationssysteme, nämlich das Immun- und das Nervensystem, betreffen. Diese Tatsache ist vielen meiner Patienten, aber offensichtlich auch den meisten Ärzten nicht geläufig. Allergische Reaktionen werden oft sehr eindimensional der Haut und den Bronchien zugeordnet. Entzündliche Reaktionen im Bereich der Augen- und Nasenschleimhäute oder ekzematische Reaktionen der Haut sind als klassische Allergien bekannt. Dass grundsätzlich alle Organe als Zielorgan einer Allergie infrage kommen – auch das Gehirn – wird häufig übersehen bzw. nicht in Betracht gezogen.

Gehirn und Nahrungsmittelallergie

Im Darm befinden sich 60 bis 70 Prozent des Immunsystems und dieses muss sich nicht nur mit Bakterien und Pilzen, sondern auch täglich mit einer großen Menge von Nahrungsproteinen und Fetten auseinandersetzen. Deshalb sollte bei neurologischen Erkrankungen auch an Nahrungsmittelunverträglichkeiten als Auslöser bzw. Verstärker gedacht werden. 1996 wurde in *Lancet* berichtet, dass bei allen unklaren neurologischen Störungen – neben Ataxie wurden auch Depressionen erwähnt – an eine Getreide-/Gluten-Unverträglichkeit gedacht werden müsse. Weitere Forschungen sollten sich nach Meinung der Autoren mit der möglichen neurotoxischen Wirkung von Gliadin-/Gluten-Antikörpern beschäftigen.

Getreide stört Nervensystem

Geisteskrankheiten und Demenz können durch Weizen ausgelöst oder verstärkt werden.

Die Weizenunverträglichkeit (Zöliakie) geht mit psychischen bzw. psychosomatischen Symptomen einher. Dies führt nicht selten zu einer Fehleinschätzung der Erkrankung als psychosomatische Erkrankung und kann daher die richtige Diagnosestellung erheblich verzögern. Veröffentlichungen aus dem Jahr 2001 deuten darauf hin, dass Frühformen der Demenz mit einer Gluten-/Gliadin-Unverträglichkeit assoziiert sein können. Bei Gluten bzw. Gliadin handelt es sich um Eiweißbausteine im Getreide, gegen die der Organismus immunologisch reagieren kann.

In älteren Untersuchungen fanden britische Wissenschaftler bei 57 Prozent der Patienten mit unklaren neurologischen Störungen erhöhte Immunglobuline des Typs Gramm (IgG) und IgA-Antikörper gegen Gliadin (bei gesunden Kontrollprobanden waren es nur 12 Prozent). Bei 35 Prozent der Anti-Gliadin-Antikörper-positiven Patienten konnte durch eine Duodenalbiopsie (Gewebeprobe aus dem Zwölffingerdarm) eine aktive Zöliakie nachgewiesen werden. Nur 3,6 Prozent der Patienten mit neurologischen Symptomen hatten zuvor über intestinale Beschwerden (Darmsymptome) geklagt. Bei den anderen bestand eine Glutenunverträglichkeit ohne intestinale Symptomatik und ohne die typischen morphologischen Veränderungen. Nährstoffdefizite infolge einer mangelhaften Nährstoffaufnahme (Malabsorption) waren nicht auslösende Ursache für die neurologischen Störungen, sondern die immunologischen Reaktionen.

Erhöhtes Schizophrenie-Risiko durch Getreide?

Eine amerikanische Fallkontrollstudie legt den Schluss nahe, dass Zöliakiepatienten ein erhöhtes Risiko haben, an Schizophrenie zu erkranken. In der Untersuchung wurden 15 Psychosekranke mit 25 gesunden Gleichaltrigen verglichen. Vier der Betroffenen sowie fünf der Mütter und drei Väter von Schizophreniekranken hatten vor der Erstmanifestation der Psychose eine Zöliakie-Behandlung erhalten. Rechnerisch ergab sich daraus für Patienten mit gluteninduzierter Enteropathie ein dreimal so hohes Schizophrenie-risiko. Vermutlich liegt das Erkrankungsrisiko jedoch noch höher, schreiben die Autoren aus Baltimore und Aahaus im *British Medical Journal*. Denn nur etwa jeder siebte Patient, der die pathognomonischen Antikörper (Gliadin-/ Endomysium-Antikörper) aufweist, entwickelt klinische Beschwerden.

Zöliakie als Multisystemerkrankung

Auf dem Internationalen Zöliakie-Symposium in Paris im Juni 2002 wurde betont, dass es sich bei der Zöliakie um eine Multisystemerkrankung handelt. 16 Prozent der neurologischen Patienten hätten Zöliakie. In einer Studie wurden 45 Kinder im Alter zwischen 2 und 12 Jahren untersucht. Folgende Symptome waren mit der Zöliakie vergesellschaftet:

- Hyperaktivität mit Aufmerksamkeitsdefizit (32 Kinder)
- muskuläre Hypotonie (8 Kinder)
- Krampfanfälle mit generalisierter Epilepsie wurden bei 5 Patienten beobachtet (= 11 Prozent). Die antiepileptische Therapie war übrigens nur nach Einhalten einer glutenfreien Diät erfolgreich.

Das Immunsystem greift nicht nur Fremdstoffe wie Bakterien und Nahrungsmittel an, sondern auch körpereigene Nervenzellen.

Marios Hadjivassiliou aus Sheffield berichtete auf dem gleichen Symposium über Untersuchungen an Patienten mit unklaren neurologischen Beschwerden. Über mehr als acht Jahre wurden bei diesen Patienten auch Anti-Gliadin-Antikörper bestimmt. Bei 64 Patienten bestand eine Ataxie, auch bekannt als Gluten-Ataxie – und 35 Patienten klagten über periphere Neuropathien (Missempfindungen). Bei der Ataxie kommt es zu Gleichgewichts- und Koordinationsstörungen (= Störung der Bewegungskoordination).

Eine glutenfreie Diät erwies sich bei diesen Patienten als positiv. Nur bei einem Drittel dieser Patienten bestanden Beschwerden im Magen-Darm-Trakt. Als pathophysiologische Ursache der glutenbedingten neurologischen Symptome fanden die Forscher eine Kreuzreaktivität der Anti-Gliadin-Antikörper mit den Purkinje-Zellen (Nervenzellen im Kleinhirn). Das bedeutet, dass Getreideeiweiße sozusagen eine immunologische Ähnlichkeit mit Strukturen im Nervensystem haben.

Getreideeiweiße haben sozusagen eine immunologische Ähnlichkeit mit Strukturen im Nervensystem.

Nicht nur antikörpervermittelte sondern auch zellvermittelte Reaktionen sind bei den neurologischen Erkrankungen beteiligt, fand man anhand der post mortem ausgewerteten Daten heraus.

Zusammengefasst bedeuten diese Beobachtungen, dass das Immunsystem nicht nur Fremdkörper wie Bakterien, sondern auch biologische Strukturen wie Nahrungsmittel und damit assoziierte Zellstrukturen des Nervensystems angreifen kann. Immunologische Reaktionen führen häufig auch zu einer erhöhten Durchlässigkeit des Darmepithels und somit zu einem vermehrten Einstrom von toxischen Substanzen und Nahrungsbestandteilen aus dem Darmlumen in den Blutkreislauf. Die Folge ist eine Aktivierung entzündungsfördernder Abwehrreaktionen. Andere Arbeiten belegen, dass das Klebereiweiß im Getreide – das Gliadin – sowohl bei Zöliakiepatienten als auch bei Gesunden zu einer Erhöhung der Darmdurchlässigkeit führt.

Die Einleitung einer glutenfreien Ernährung wird nicht nur hinsichtlich der Behandlung neurologischer Störungen als dringlich erachtet, sondern vor allem auch mit Blick auf das Langzeitrisiko für bösartige Veränderungen im Gastrointestinaltrakt bei unbehandelter Glutenunverträglichkeit.

Gliadin führt sowohl bei Zöliakiepatienten als auch bei Gesunden zu einer Erhöhung der Darmdurchlässigkeit.

3.6 Immunologische Reaktionen durch Getreide

Die immunologisch entzündliche Natur der Zöliakie ist ausführlich untersucht worden, wobei man der Krankheit mittlerweile folgende vier Kriterien zugrunde legt:

- Gluten/Gliadin
- genetische Komponente (Major Histokompatibilitäts Komplex (MHC): HLA-DQ), siehe auch der nachfolgende Kasten
- T-Zellen (weiße Blutkörperchen)
- Gewebstransglutaminase (ein endogenes Enzym)

Lebenslange oder nur zeitweise glutenfreie Diät? Differenzierte Analysen geben Aufschluss

Wenn im Bereich der genetischen Komponenten weder HLA-DQ2 noch -DQ8 (z. B. im Speichelproben) nachgewiesen werden können, ist eine echte Zöliakie relativ sicher ausgeschlossen **(101)**. Trotzdem kann eine »nichtklassische« Form der Zöliakie oder eine Glutensensibilität bzw. Getreideunverträglichkeit vorliegen und eine zumindest vorübergehende getreidefreie Diät erforderlich machen. Zur weiteren Abklärung werden die anderen in diesem Buch beschriebenen Blut und Stuhlanalysen empfohlen. Bei einer echten Zöliakie muss allerdings eine lebenslange glutenfreie Diät eingehalten werden. Unter einer konsequenten Diät sind die Läsionen an der Dünndarmschleimhaut innerhalb eines Jahres reversibel, und das Krebsrisiko normalisiert sich nach fünf Jahren **(101)**.

Bei empfindlichen Personen binden Gluten-Peptide an sogenannte Antigen-präsentierende Zellen in der Darmwand (Lamina propria). Gluten-Peptide entstehen durch Desaminierung durch die Gebwebstransglutaminase, ein Enzym, das in den Epithelzellen im Dünndarm gebildet wird. Als Desaminierung bezeichnet man die chemische Abspaltung einer Aminogruppe als Ammonium-Ion oder Ammoniak.

Die desaminierten Peptide stimulieren das Darm-Immunsystem zur Produktion von Antikörpern gegen Gliadin (siehe der nachfolgende Kasten) und auch gegen das körpereigene Enzym Gewebs-Transglutaminase. Man kann also hier von einem Auto-Immun-Prozess sprechen, weil das Immunsystem körpereigene Strukturen angreift.

Gluten = Gliadin + Gluteline
Als Gliadin bezeichnet man eine nicht wasserlösliche Proteinfraktion (Prolamin) des Weizens, die dem Kollagen tierischer Organismen ähnlich ist. Sie bildet zusammen mit den Glutelinen das »Klebe-Eiweiß« Gluten.

Neben dem Immun-Prozess gibt es auch nicht-immunologische Reaktionen, die die Darmschleimhaut über die Freisetzung von Entzündungs-Signalstoffen wie Interleukin 15 schädigt. Manche Autoren gehen davon aus, dass Gliadin zu einer verstärkten Durchlässigkeit der Darmwand führt und somit zu einem Einstrom unverdauter Nahrungsbestandteile, Bakterienfragmente etc. in den Blutkreislauf führt. Dieser Vorgang, der nun wiederum Immunzellen im Blut (z.B. Monozyten, neutrophile Granulozyten) zu Abwehr- und Entzündungsreaktionen veranlasst, wird als Leaky Gut oder erhöhte Darmdurchlässigkeit bezeichnet.

Ein Leaky-Gut-Syndrom wird auch durch eine mikrobiologische Fehlbesiedelung durch Pilze (Candida albicans), Parasiten, Viren und Bakterien verursacht. **(siehe Kapitel 2 – Darmflora)**

In der Folge einer mikrobiologischen Fehlbesiedelung im Darm kommt es zu Abwehrreaktionen des Immunsystems und zur Bildung von Antikörpern gegen Nahrungsbestandteile (Gliadin) und unser Darmenzym (Gewebs-Transglutaminase; GTG). Diese Antikörper sind unter Umständen in der Lage, nicht nur die Getreide- und Enzymbestandteile (Gliadin, GTG) anzugreifen, sondern auch Haut- und Nervenzellen **(54, 55)**.

Als Autoantigen in der Haut wird die epidermale Transglutaminase angenommen **(53)**.

Dieser als Kreuzreaktivität bezeichnete Prozess führt also zu chronisch entzündlichen Reaktionen im Bereich der Haut- und Nervenzellen und maskiert somit eine Vielzahl von Krankheiten mit ungeklärter Ursache.

Hieraus lässt sich ableiten, dass viele chronische Erkrankungen ihren Ursprung im Darm haben. Die Liste dieser extraintestinalen Symptome, die mit einem Zöliakieprozess in Verbindung gebracht werden, ist lang (siehe Tab. S. 65).

Auch eine Assoziation zu bösartigen Erkrankungen sind beobachtet worden. Es besteht eine erhöhte Inzidenz von Karzinomen im Mund- und Rachenraum (Oro-Pharynx), Speiseröhre, Zwölffingerdarm (Duodenum) und Dünndarm. Bei vielen Zöliakiepatienten wird ein Nährstoffmangel durch Malabsorption festgestellt, wie z. B. bei Eisen, Vitamin B_{12} und Folsäure mit der Folge von Blutbildveränderungen, Erschöpfung und neuropsychiatrischen Erkrankungen: Parästhesien (Missempfindungen), Ataxien (Störungen der Bewegungskoordination), Gedächtnisleistung **(93)**. Verschiedene Studien belegen die Assoziation zwischen Zöliakie und organspezifischen Autoimmunerkrankungen und sogar Typ-1-Diabetes **(50, 94, 95, 96, 97)**.

In einer groß angelegten Studie in der schwedischen Bevölkerung ergaben sich bei Zöliakiepatienten Hinweise auf ein zwei- bis dreifach erhöhtes Risiko, an Typ-1-Diabetes zu erkranken **(95)**.

Andere Untersuchungen zeigen, dass es auch Verbindungen zu autoimmunen Schilddrüsenerkrankungen gibt **(98, 99)**. Beide Formen der Autoimmun-Thyreoiditis (euthyreot und hypothyreot) kamen dreifach häufiger bei Zöliakiepatienten vor als in einer Kontrollgruppe. Wie eine italienische Multicenter-Studie zeigt, verbesserte sich bei zahlreichen Schilddrüsenpatienten (autoimmun und nicht-autoimmun) die Schilddrüsenfunktion unter einer glutenfreien Diät **(56)**. Eine andere Studie an Zöliakie-Patienten zeigt, dass 43 Prozent Abnormalitäten im Bereich der Schilddrüsenfunktion hatten und fast 50 Prozent hatten erhöhte Schilddrüsenantikörper **(100)**.

Zöliakiepatienten, die an schweren Depressionen litten, zeigten erhöhte Schilddrüsenantikörper **(57)**.

Der amerikanische Arzt, Dr. Leo Galland, beschreibt in seinem Buch »Gastrointestinal Dysfunction, Connections to Chronic Disease«, dass **jeder** seiner Patienten mit Sjögren-Syndrom, einer Autoimmunerkrankung mit Vaskulitis (Gefäßentzündung) von einer glutenfreien Diät profitiert habe. Die Symptomverbesserung betraf sowohl die Geschwürbildungen der Haut als auch die neurologischen, kognitiven Dysfunktionen **(50)**.

Zu den bestuntersuchten neurologischen Erkrankungen bei Zöliakiepatienten gehört die zerebelläre Ataxie **(91)**. Durch eine glutenfreie Diät konnten Symptome dieser Störung der Koordination von Bewegungsabläufen verbessert werden **(92)**.

Folgende neurologischen Erkrankungen konnten mit einer Getreideunverträglichkeit (Zöliakie) in Verbindung gebracht werden:

- Epilepsie
- Demenz
- Depression
- periphere Neuropathie
- Migräne
- Enzephalopathie,
- zerebelläre Ataxie (Störung der Bewegungsabläufe)
- Chorea
- Hirnstamm Dysfunktion
- Guillain-Barré ähnliches Syndrom (Nervenfasererkrankung mit Lähmungen)
- Myelopathie

3.7 Blutanalysen: Gewebstransglutaminase

Aufgrund der in diesem Kapitel beschriebenen Erkenntnisse sollte grundsätzlich eine neurotoxische Wirkung von Nahrungsmitteln bzw. Nahrungsbestandteilen bei chronischen Erkrankungen – insbesondere bei neurologischen Beschwerden – ursächlich in Betracht gezogen werden. Bei Blutuntersuchungen dürfen also die Gliadin-/Endomysium-Antikörper bzw. Gewebstransglutaminase-Antikörper nicht fehlen. Es ist jedoch darauf zu achten, dass bei der Bewertung der Antikörperwerte der Gesamt IgA-Wert (Immunglobulin A) im Normbereich liegt. Ein niedriger Gesamt-IgA-Spiegel kann falsch negative Gliadin-/Endomysium-Antikörper vortäuschen und somit zur Fehldiagnose führen. Darüber hinaus können auch in Stuhlproben Anti-Gliadin-Antikörper nachgewiesen werden **(siehe Kapitel 8 – Diagnostik)**.

4 Intoleranzen

4.1 Farb- und Zusatzstoffe greifen Psyche an

Hyperaktivität, Konzentrationsstörungen, Störungen der Feinmotorik, epileptische Anfälle, Aggressionsausbrüche, Migräne etc. können durch Nahrungsmittel und Zusatzstoffe ausgelöst werden. Ich freue mich, dass mittlerweile nun auch – ähnlich wie bei Zigaretten und Tabak – bei bestimmten Farbstoffen Warnhinweise auf den Verpackungen erscheinen: »Kann die Aktivität und Aufmerksamkeit bei Kindern beeinträchtigen«. Es handelt sich z. B. um Farbstoffe wie Tartrazin, Azorubin, Chinolingelb (E 102, E 104, E 110, E 122, E 124, E 129). Für meine Patienten habe ich eine spielkartengroße Karte drucken lassen, die die wichtigsten E-Nummern auflistet und auf der die problematischen Zusatzstoffe rot unterlegt erscheinen.

Die Zusammenhänge zwischen Zusatzstoffen in Nahrungsmitteln und Hyperaktivität/Aggressivität haben wir als erste im deutschen Fernsehen schon vor über 15 Jahren zeigen können. Vor der Kamera konnten wir Verhaltensstörungen bei Kindern auslösen, indem wir sie einem Esstest mit synthetisch gefärbten Brausestäbchen und Schokolade unterzogen haben. Innerhalb von 10 Minuten konnte der intelligente Junge mit der guten Handschrift nicht mehr schreiben – seine Feinmotorik hatte sich abrupt verändert. Darüber hinaus wurde er aggressiv und riss sogar die Tür unseres Medikamentenschrankes heraus. Ein anderer Junge entwickelte Bauchschmerzen, Augenzuckungen und wirkte eher depressiv und weinerlich.

Die stärksten Reaktionen zeigten sich bei dem Geschmacksverstärker Glutamat (E 620–625), dem bedeutendsten erregenden Neurotransmitter des zentralen Nervensystems. Dass Glutamat nicht nur den Hirnstoffwechsel beeinträchtigt, sondern im Tierversuch auch Augen- und Nervenschäden nachgewiesen worden sind, wurde schon vor Jahren in der Fachpresse berichtet.

Entzündungen durch Mikropartikel in Nahrungsmitteln

Viele Lebensmittel, Kaffeeweißer, Arzneimittel und Zahnpasta enthalten Titandioxid (E 171) und Kaolin (E 559 = Aluminium-Silikat), die bei empfindlichen Patienten zu Entzündungen im Darm führen können. Diese Mikropartikel aktivieren sogenannte Multiproteinkomplexe, die NALP3-Inflammasome, in den Darmzellen und schalten hierdurch eine Entzündungskaskade an **(103)**. Schon geringe Mengen an Titandioxid können solche Entzündungsreaktionen verursachen.

Meinen Patienten rate ich grundsätzlich, auf Mikropartikel zu achten. Auch die Einnahme von aluminiumhaltigen Pulvern oder Zeolithe, die zur Absorption von Giftstoffen von manchen Therapeuten eingesetzt werden, sollten meines Erachtens – wenn überhaupt – nur kurzfristig eingesetzt werden z. B. bei einer starken Durchfallerkrankung. **(siehe auch Kapitel 4.3 Aluminium und Alzheimer)**

Fastfood: Depressionen und Kriminalität

Dass regelmäßiger Verzehr von Fastfood zu schweren körperlichen und psychischen Störungen führen kann, hat der Amerikaner Morgan Spurlock in seinem Dokumentarfilm

»Super Size Me« bereits im Jahr 2003 nachweisen können. Der damals 40-Jährige ernährte sich 30 Tage lang nur von Produkten der Fastfood-Kette Mc Donald's. Obwohl Spurlock zu diesem Zeitpunkt in einem sehr guten Gesundheitszustand war, litt er zusehends an Beschwerden wie Übelkeit, Atemnot und depressiven Verstimmungen. Auch seine Leber trug deutliche Schäden davon – der Amerikaner nahm zudem satte 11 Kilo zu **(86)**.

Der Zusammenhang von Stress, Nahrung bzw. Nährstoffmangel und Kriminalität ist seit Langem bekannt. Studien legen nahe, dass ein durch Stress veränderter Hormonhaushalt (Cortisol) verbunden mit einem Anstieg von CRH (Corticotropin-Releasing-Hormon) zu Depressionen, Angst und Gewalt führt. Die Aufnahme von Omega-3-Fettsäuren (Fischöl) senkt die CRH-Werte. Der amerikanische Wissenschaftler Joseph Hibbel vermutet, dass durch die Einnahme von entzündungshemmenden Fettsäuren die Neigung zur Gewalt und andere negative Reaktionen gedämpft werden können **(87)**.

Eine Studie an 700 jungen Männern im Gefängnis in Polmond in Schottland unterstützt diese These. Die Männer waren wegen extremer Gewalt verurteilt worden. Das aggressive Verhalten hörte hinter den Gefängnismauern nicht auf. Auf einem Stock, dem schlimmsten, wurde es von 2000 bis 2002 ruhiger. 231 Häftlinge nahmen an einem Test teil, der aus nichts anderem bestand als einer Anreicherung des – notorisch dürftigen – Essens mit einer Pille, in der Vitamine, Mineralstoffe und Fettsäuren waren (bei der Kontrolle: Stärke). Das senkte die Gewalt um 32 Prozent.

Bernard Gesch von der University of Oxford, der die oben genannte Studie durchgeführt hat, ist Direktor der Stiftung *Natural Justice*. Er macht sich für die Einführung eines entsprechenden Ernährungsprogramms in Gefängnissen, vor allem für jugendliche Straftäter, stark. Mit einer Veränderung der Ernährung könne die Gewalt in den überfüllten englischen Gefängnissen um 40 Prozent gesenkt werden. Im Jahr 2008 wurde eine größere Studie begonnen, mit den Ergebnissen wird im Jahr 2011 gerechnet **(88, 89)**.

4.2 Aromen – die industriellen Geschmacksmonster

Um unsere moderne Nahrung zu manipulieren, werden pro Jahr in der EU 170.000 Tonnen Aromen hergestellt. Es handelt sich hierbei um etwa 3000 unterschiedliche Aromastoffe, für die es keine gesetzlichen Höchstwerte gibt. Während sich hinter einer E-Nummer eine definierte Substanz (z. B. E 625 = Glutamat) verbirgt, kann der Verbraucher hinter der Bezeichnung Aroma also 3000 verschieden Substanzen vermuten. Sebastian Hess bezeichnet die industriell hergestellten Aromen als wahre Geschmacksmonster, als Atombomben auf der Zunge. Bei Menthenthiol genüge ein Kilogramm, verdünnt im Wasser des Bodensees – und das gesamte Gewässer schmeckt nach Grapefruit. Bei 2-Acetyl-1-Pyrrolin reichen bereits wenige Moleküle – und ein ganzes Kilo Brot duftet nach Weißbrot **(10)**.

4.3 Zusatzstoff Aluminium und Alzheimer

Aluminium steht im Verdacht, das Risiko für Alzheimer und Parkinson zu erhöhen. Zudem werden dem Leichtmetall Hormonwirkungen zugesprochen – man spricht von Metallöstrogen. Neben Süßigkeiten können Überzüge von Kuchen und Keksen Aluminium enthalten (E 173). Auch Streuhilfen in Salz und »Schmelzsalze« im Schmelzkäse können Aluminium enthalten. Durch Haar- und Blutanalysen kann eine Aluminiumbelastung abgeklärt werden. Um Aluminium zu eliminieren, kann die Einnahme von Magnesiummalat (Malic Acid mit Magnesium) hilfreich sein.

4.4 Bluthochdruck durch Fruktose

Schon länger wird vermutet, dass Fruchtzucker (Fruktose) Übergewicht fördern kann. Darüber hinaus gibt es Hinweise auf eine blutdrucksteigernde Wirkung. US-Wissenschaftler hatten die Ernährungsgewohnheiten von mehr als 4500 Erwachsenen ausgewertet, die keine Bluthochdruck-Vorgeschichte aufwiesen, und deren tägliche Fruktoseaufnahme mit dem Blutdruck verglichen. Dabei ergab sich bei Personen, die mindestens 74 Gramm Fruktose pro Tag zu sich nahmen, ein um 28 Prozent erhöhtes Risiko für Blutdruckwerte von mindestens 135/85 bzw. 30 Prozent für 140/90 und sogar 77 Prozent für Werte von 160/100 mm HG. Wenn man bedenkt, dass Herz-Kreislauf-Erkrankungen die Liste der Todesursachen in den Industrienationen anführen, sollte man die Ernährungsgewohnheiten der Menschen einerseits und die Anreicherung unserer Nahrung mit Fruktose andererseits in Zukunft sorgfältiger betrachten, denn aus ökonomischen Gründen verwendet die Industrie immer häufiger Fruktose als Süßungsmittel **(23)**. In den USA konsumiert der Durchschnittsbürger bereits täglich 100 Gramm Fruktose (bzw. Fruktosederivate), u. a. in Form von Softdrinks, Säften, Süßigkeiten etc. **(24)**.

4.5 Fruchtzucker und Depressionen – Obst und Gemüse als Ursache für Depressionen, Gicht und Vitaminmangel

Wer sich gesund ernähren möchte, beachtet die Empfehlungen der Deutschen Gesellschaft für Ernährung und isst viel frisches Obst und Gemüse – am besten fünf (!) Mal täglich. Nicht berücksichtigt wird bei diesen gut gemeinten Empfehlungen, dass die Hälfte aller Erwachsenen Probleme mit der Verdauung des Fruchtzuckers haben. Sie können täglich nur etwa 25 Gramm Fruktose (Fruchtzucker) absorbieren. Ein Apfel (200 Gramm) enthält schon 11,5 Gramm Fruktose.

Das Zuviel an Fruchtzucker wird von den Bakterien im Dickdarm zu kurzkettigen Fettsäuren und Gas verstoffwechselt: Kohlendioxid, Wasserstoff und Fäulnisgas (Methan). Die Patienten entwickeln neben dem Reizdarmsyndrom mit Schmerzen besonders im Unterbauch, Blähungen und Bauchkrämpfe. Durchfälle und Verstopfung können sich abwechseln. Die Beschwerden können durch andere Lebensmittel, die auch Fruchtzucker enthalten, verstärkt werden: Honig, Nüsse, Ketchup, Frucht- und Gemüsesäfte. Viele Limonaden enthalten 60 Gramm Fruktose pro Liter!

Im Januar 2008 zitiert die Medizinerzeitung *Medical Tribune* eine Publikation aus der Fachzeitschrift *Aktuelle Dermatologie* mit der Überschrift: »Reizdarmsymptome durch gesundes Essen. Beim dritten Apfel rebelliert der Bauch«. Es wird berichtet, dass bei Störungen der Fruchtzuckeraufnahme im Darm – bedingt durch einen Mangel des Transportproteins GLUT5 – auch die essenzielle Aminosäure Tryptophan schlechter aufgenommen wird und die Bildung des Gehirnbotenstoffes Serotonin sinkt. Hierdurch kann es zu Depressionen und ständigem Heißhunger auf Süßes kommen. Im Blut sinken die Folsäure- und Zinkwerte. Auch der Vitamin-C-Spiegel sollte überprüft werden. Ein mit Fruktose gesüßtes Getränk pro Tag soll das Gichtrisiko um 45 Prozent steigern, zwei Getränke sogar um 85 Prozent. Dies ergibt eine kanadische Studie aus dem Jahr 2008, bei der 46.000 Männer seit 1986 regelmäßig nach ihrem Lebensstil und ihrer Gesundheit gefragt worden sind. **(44, 45)**

Eine Fruktosemalabsorption kann durch eine einfache Atemgasanalyse festgestellt werden. Ähnlich wie beim Laktoseintoleranz-Test (**siehe Kapitel 8 Diagnostik**) nimmt der nüchterne Patient 25 Gramm Fruchtzucker ein und pustet mehrmals im Abstand von 30 Minuten in spezielle

Vakuumröhrchen. Gase, die sich im Darm bilden, wie Wasserstoff und Methan werden über die Lunge abgeatmet und können somit leicht zur Überprüfung einer Frucht- und auch Milchzuckerunverträglichkeit herangezogen werden. Die Teströhrchen können im IFU-Diagnostic Center unter www.umweltmedizin.org bzw. info@ifu-wolfhagen.de angefordert werden. Ein vorheriger Arztbesuch ist nicht zwingend erforderlich. Jeder kann die Testsets anfordern und die Proben per Post verschicken.

Zu viel Fruktose
Eine seltene Form der Fruchtzuckerunverträglichkeit ist die erbliche Störung des Fruchtzuckerstoffwechsels. Durch einen Enzymdefekt kann Fruktose zwar in die Zelle gelangen – diese aber nicht mehr verlassen. Es kommt zu einer toxischen Überladung der Zellen mit Fruktose. Hierdurch wird auch der Glukosestoffwechsel gestört und der Patient leidet an Unterzuckerung (Hypoglykämie). Die Symptomatik geht von Unruhe oder Heißhungerattacken über leicht verminderte Hirnleistung und Aggressivität bis hin zu Krampfanfällen oder Schock, je nach Ausmaß der Unterzuckerung.

4.6 Laktoseintoleranz (Milchzuckerunverträglichkeit)

Für etwa 75 Prozent der erwachsenen Weltbevölkerung ist Laktoseintoleranz der Normalfall. In Deutschland nimmt man an, dass fast ein Viertel der Bevölkerung hiervon betroffen ist. Über 50 Millionen Amerikaner können Milchzucker nicht verdauen und leiden an chronischen Verdauungsstörungen, die oft als »Reizdarmsyndrom«

fehldiagnostiziert werden. 70 Prozent der laktoseintoleranten Patienten bringen ihre Beschwerden nicht in den Zusammenhang mit dem Verzehr von milchzuckerhaltigen Nahrungsmitteln. Dies kann daran liegen, dass die Beschwerden (verstärkte Gasbildung) erst verzögert nach einigen Stunden auftreten **(67)**. Moderne Atemgasanalysen **(siehe Kapitel 8 – Diagnostik: H_2-Atemgastest)**.

Im Darm spaltet das Enzym Laktase den Milchzucker in die verwertbaren Zuckerarten D-Galaktose und D-Glukose.

Nach der Stillzeit werden Säuglinge entwöhnt, so dass die Aktivität der Laktase auf ca. 5 bis 10 Prozent reduziert wird (bezogen auf den Wert bei Geburt). Das gilt für fast alle Menschen und alle anderen Säugetiere **(66)**.

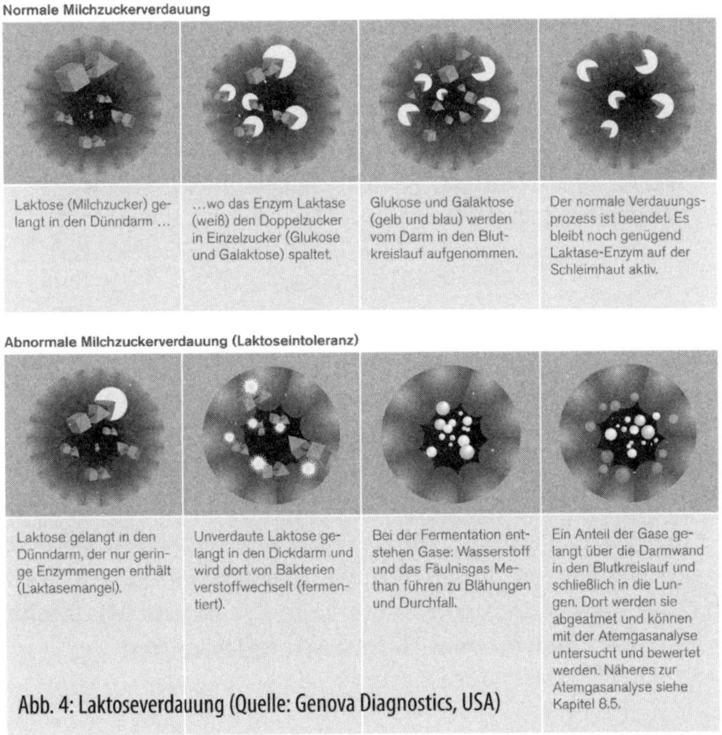

Abb. 4: Laktoseverdauung (Quelle: Genova Diagnostics, USA)

Viele Patienten zeigen schon nach der Aufnahme von geringen Mengen an Laktose heftige Symptome (siehe der nachfolgende Kasten).

Mögliche Symptome bei Milchzucker-Intoleranz

- Bauchkrämpfe
- Durchfall (breiiger Stuhl)
- Völlegefühl
- Blähbauch
- Blähungen
- Verstopfung
- Übelkeit
- Kopfschmerzen
- Schlafstörungen
- Unruhe
- Müdigkeit

Bei der Laktoseintoleranz (Milchzuckerunverträglichkeit) handelt es sich nicht um eine Milchallergie, sondern um eine Enzymschwäche: Es fehlt das im Darm gebildete Enzym Laktase.

Wenn das Enzym *Laktase* in Form von Kapseln oder Pulver mit einer milchhaltigen Kost verzehrt wird, können die Symptome verhindert werden. Bei einer echten Milchallergie reagiert der Organismus auf die Proteine der Kuhmilch wie z. B. Lactalbumin, Beta-Lactoglobulin und Casein. Bei einer Kuhmilchallergie hilft also die Einnahme von Laktase nicht, der Verzehr von Kuhmilchprodukten muss gestoppt bzw. eingeschränkt werden (4-Tage-Rotationsdiät). **(siehe Kapitel 3 – Nahrungsmittelunverträglichkeiten)**

5 Medikamente zerstören den Darm

5.1 Vorsicht Magenschutz! Keine Säureblocker bei Oberbauchbeschwerden!

Patienten mit Oberbauchbeschwerden klagen häufig auch über Sodbrennen und bekommen vom Arzt oder Apotheker reflexartig Säureblocker empfohlen. In den USA klagen immerhin 42 Prozent der Bevölkerung über Sodbrennen. Man befürchtet eine chronische Refluxösophagitis (Entzündung der Speiseröhre) und ein hierdurch erhöhtes Krebsrisiko. Besonders gerne werden sogenannte Protonenpumpenhemmer (PPI) eingesetzt. Diese zählen zu den am häufigsten verordneten Arzneimitteln in westlichen Industrienationen. In der Zeit von 1998 bis 2007 ist die Zahl der verordneten PPI-Tagesdosen um das Fünffache gestiegen **(33)**. Die Hälfte dieser Säureblocker wird nicht indikationsgerecht eingesetzt **(33a)**.

Im Jahr 2009 wurden in Deutschland 1,97 Milliarden Tagesdosen Säureblocker (PPI) verordnet, eine Versechsfachung gegenüber dem Jahr 2000.

Allein mit der zunehmenden Refluxerkrankung kann der Anstieg nicht erklärt werden. Es wird vermutet, dass die

Säureblocker zu häufig beim »Reizmagen« und als flankierende Maßnahme beim Einsatz von anderen Medikamenten (Schmerzmittel) verordnet werden **(63)**.

Nach meiner Erfahrung gibt es aber keinen Grund hier überzureagieren und mit Säureblockern auf Spatzen zu schießen. Ich frage nicht, wie ich die Säure blocken kann, sondern wieso zu viel Säure oder ein Reflux entsteht. Oft handelt es sich um sogenannte dyspeptische Beschwerden, also Verdauungsstörungen, die durch Lebensmittelunverträglichkeiten, zu fette oder späte Mahlzeiten oder eine Pankreasinsuffizienz (Schwäche der Bauchspeicheldrüse) verursacht werden. Die Folge ist eine Störung der Magen- und Darmmotilität, also der Rhythmik und Entleerungsgeschwindigkeit des Verdauungstrakts. Die Patienten haben also nicht zu viel Säure, sondern Säure am falschen Ort.

Die Einnahme von Säureblockern ist hier absolut falsch und hat erhebliche Nebenwirkungen, besonders wenn die Präparate über einen längeren Zeitraum genommen werden. Ein Ernährungsplan auf der Basis von Nahrungsmittelallergietests bzw. Stuhl- und Verdauungsanalysen können sehr rasch zu einem Abklingen der Beschwerden führen – auch ohne Säureblocker. Im August 2010 berichtet die Fachzeitschrift *American Journal of Gastroenterology*, dass auch die Einnahme von Mineralstoffen wie Zink zu einer schnellen Symptomverbesserung führen könne **(32)**.

Die »dyspeptischen« Beschwerden treten meistens tagsüber auf bzw. in Zusammenhang mit der Nahrungsaufnahme. Der Refluxpatient klagt eher über nächtliche Beschwerden oder über Beschwerden, die kurz nach dem Hinlegen auftreten. Beim Reflux kann die Einnahme von dreimal täglich 5 Milliliter Kartoffelsaft und zusätzlich abends vor dem Schlafengehen 10 Milliliter empfohlen werden. Frischer Kartoffelsaft dient bei Sodbrennen als basischer Puffer und bewirkt keine reaktiv verstärkte Magensäurebildung. Diese Therapie kann auch Schwangeren empfohlen werden. In der Schwangerschaft kommt es bei manchen Frauen zu starker Magensäurebildung **(102)**.

Im Oktober 2010 wird die Wirksamkeit von Protonenpumpenhemmern (Säureblocker) bei epigastrischen (im Oberbauch lokalisierten) und dyspeptischen Beschwerden in Frage gestellt: Eine unreflektiert säurehemmende Therapie sei nicht indiziert. **(34)**

5.2 Aspirin, Ibuprofen, Cortison und »Magenschutz«

Bei zahlreichen Erkrankungen wird dem Patienten neben den notwendigen Arzneimitteln ein sogenannter Magenschutz verordnet. Parallel zu Schmerzmitteln wie Ibuprofen, Aspirin und auch Cortisonpräparaten, die den Magen-Darm-Trakt schädigen, soll gleichzeitig dieser Magenschutz eingenommen werden. Hinter diesem – meines Erachtens euphemistischen – Wort verbergen sich in erster Linie die Protonenpumpenhemmer oder H_2-Blocker, die z. B. die Wirkstoffe Omeprazol, Ranitidin, Cimetidin enthalten. Es handelt sich um Präparate, die die Säureproduktion im Magen hemmen. Fast die Hälfte der Krankenhauspatienten nimmt mittlerweile Magensäurehemmer ein **(3)**. Ob allerdings eine Säureblockade, die bei heftigem Sodbrennen oder Refluxerkrankungen eine wirkliche Erleichterung bringt, den Magen-Darm-Trakt auf Dauer schützt, darf angesichts jüngerer Beobachtungen bezweifelt werden (s. o.).

Meinen Patienten und auch den ärztlichen Kollegen rate ich, kritisch zu prüfen, ob ein solcher Magenschutz überhaupt notwendig ist, da in letzter Zeit in der medizinischen Fachpresse von unerwünschten Nebenwirkungen berichtet wird, die gerade Allergiker, immungeschwächte Personen und Patienten mit Magen- und Darmerkrankungen interessieren sollten. Evolutionsbiologisch stellt die

Magensäure mit hoher Wahrscheinlichkeit einen Schutz vor krank machenden Keimen dar. Wenn diese Säurebarriere nun durch Medikamente ausgeschaltet wird, können sich Keime ausbreiten und gastrointestinale Infektionen mit Bakterien, Pilzen und Parasiten zunehmen. Wenn Protonenpumpenhemmer (PPI) länger als 3 Monate eingenommen werden, erhöht sich das Risiko für eine infektiöse Gastroenteritis um das Dreifache. Gibt man ein PPI in doppelter Standarddosis, steigt das Risiko sogar um das Fünffache an **(1)**.

Im amerikanischen Ärzteblatt wurde im Juni 2009 berichtet, dass unter der Hemmung der Magensäureproduktion das Risiko, eine Pneumonie (Lungenentzündung) zu entwickeln, um fast ein Drittel steige **(2)**. Es wird diskutiert, ob diese Präparate sogar eine direkte Schwächung des Immunsystems verursachen. Einer aktuellen Studie zufolge fördern die Säureblocker Darminfektionen mit dem Keim *Clostridium difficile*, der auch bei Patienten vorkommt, die häufig Antibiotika eingenommen haben. Werden Antibiotika gemeinsam mit Säureblockern (PPI) eingenommen, steigt das Risiko einer Clostridium difficile Infektion um 42 Prozent an **(5)**. Auf der Jahrestagung des American College of Gastroenterology im Oktober 2010 wurden zwei Metaanalysen vorgestellt, die sich mit den Nebenwirkungen der Säureblocker befassen. Die Basis für die Auswertung der einen Analyse bildeten 21 Studien mit 133.000 hospitalisierten Patienten mit internistischen Erkrankungen. Patienten, die eine Säureblockertherapie (PPI) erhielten, hatten ein um 80 Prozent höheres Risiko, eine durch den Keim Clostridium difficile verursachte Durchfallerkrankung zu entwickeln **(63)**.

Bei bis zu 25 Prozent der mit Antibiotika behandelten Patienten kommt es zu Durchfallerkrankungen. Die Kosten betragen dadurch in Europa jährlich 3 Milliarden Euro **(6)**. **(siehe auch Kapitel 2 – Darmflora)**

Neben einer Förderung von Infektionen kann die langfristige Einnahme von Säureblockern auch zu Knochenbrüchen führen.

Der Säuregehalt der Verdauungssäfte spielt bei der Aufnahme von Kalzium aus der Nahrung eine wichtige Rolle. Wenn die Säure nicht ausreicht, kann Kalzium nicht bzw. nur unvollständig verwertet werden. Als Gegenreaktion schüttet der Körper nun das Parathormon aus. Dieser Botenstoff sorgt dafür, dass Kalzium aus den Knochen mobilisiert wird. Untersuchungen an der Universitätsklinik in Hamburg-Eppendorf (Unfallklinik) haben gezeigt, dass man diesen Teufelkreis durchbrechen kann. Dies gelang bei Mäusen mit einem genetisch bedingten Defekt der Sekretion der Magensäure, indem man ihnen Kalziumglukonat verabreicht hat. Es handelt sich hierbei um eine Kalziumverbindung, aus der sich das Kalzium auch bei einem geringen Säuregehalt herauslösen lässt. **(3, 63)**

5.3 Verdauungsstörungen und Allergien durch Säureblocker

Eine weitere unangenehme Wirkung von Säureblockern ist die Störung der Verdauung und ein damit verbundenes erhöhtes Risiko, Nahrungsmittelallergien zu entwickeln. Forscher ermittelten, dass bereits eine minimale Säurehemmung (pH-Anstieg von 2,5 auf 2,75) die Verdauung von Kabeljauprotein komplett blockiert. Unverdaut hat der Fisch ein mehr als 10.000-fach erhöhtes allergenes Potenzial. Die Studie erfolgte an rund 150 Personen. Keiner der Probanden wies vor der Therapie klassische Allergien (z. B. erhöhte IgE-Antikörper) auf. Nach einer dreimonatigen Therapie gegen Magengeschwüre mit Säureblockern bildeten 15 Prozent spezifische IgE-Antikörper gegen mindestens eines von 19 getesteten Nahrungsmitteln.

Beispielsweise fanden sich bei vier von fünf Studienteilnehmern spezifische IgE-Antikörper (z. B. gegen Haselnuss). Nach acht Monaten zeigten vier dieser fünf Personen auch im Hauttest (Pricktest) positive Reaktionen auf Haselnuss – zwei berichteten über Symptome nach dem Verzehr der Nüsse oder von Haselnussschokolade. Im Hinblick auf Nahrungsmittelallergien ist auch eine Veröffentlichung in der renommierten Fachzeitschrift New England Journal of Medicine interessant. Patienten mit bekannter Sojaallergie müssen bei Nachahmerprodukten von Säureblockern, den sogenannten Generika, vorsichtig sein. Es kam zu allergischen Reaktionen auf die in den Tabletten enthaltenen Spuren von Sojaprotein. In diesem Zusammenhang wurde besonders auf Omeprazol-Präparate hingewiesen. Ähnliche Publikationen finden sich aber auch für Antibiotika, Schmerzmittel und Vitaminprodukte. Die Quelle des Sojas sind meist Stärkereste, die in galenischen Füllstoffen enthalten sind. Die Autoren empfehlen bei Verdacht auf Arzneimittelunverträglichkeit stets eine Allergie auf Soja auszuschließen **(68)**. Schon bei Kindern nimmt die Allergie gegen Soja und Weizen zu **(71)**. **(siehe auch Kapitel 3 – Nahrungsmittelunverträglichkeiten)**

Grundsätzlich sollten Patienten, die an einer Überproduktion von Magensäure leiden, zunächst überlegen, was der Grund hierfür sein könnte. Eine meiner Kolleginnen, eine Ärztin in einer großen Gemeinschaftspraxis, führte ihre Übersäuerung lange Zeit auf Stress zurück und nahm regelmäßig Säureblocker ein. Auf meinen Rat hin veranlassten wir verschiedene Blutuntersuchungen zum Ausschluss von Nahrungsmittelunverträglichkeiten. Die hieraus resultierenden Diätempfehlungen (Eliminations- und Rotationsdiät) führten zu einem raschen Abklingen der Übersäuerung und zu einer positiven Überraschung meiner zunächst sehr skeptischen Kollegin. Der Therapieerfolg war nachhaltig. Da moderne Säureblocker

Abb. 1: In der Darmwand befinden sich 100 Millionen Nervenzellen. 90 Prozent der Nervenzellen führen **zum** Gehirn; nur 10 Prozent kommen **vom** Gehirn!

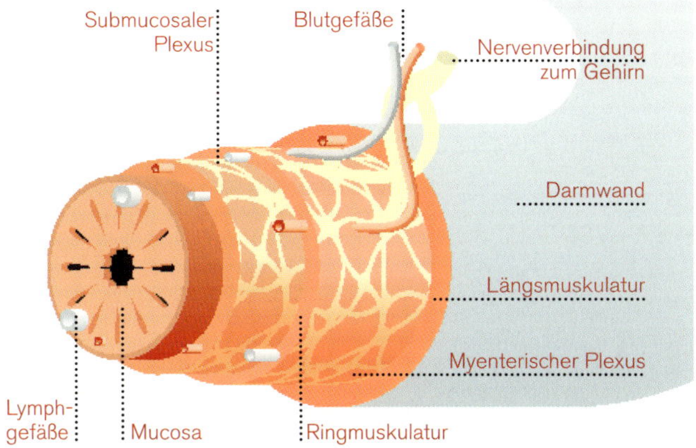

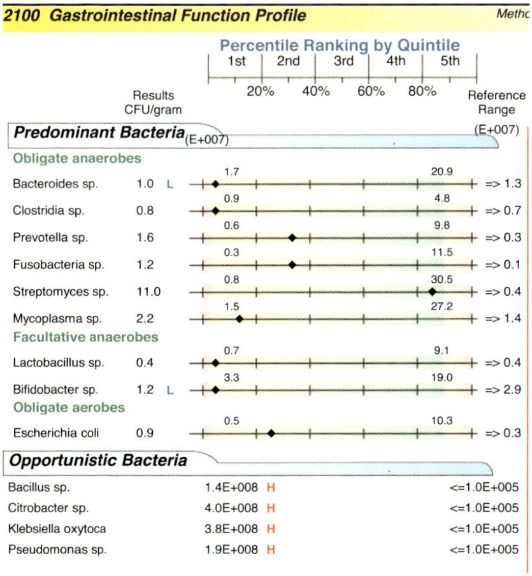

2100 Gastrointestinal Function Profile Methc

Percentile Ranking by Quintile: 1st | 2nd | 3rd | 4th | 5th (20% | 40% | 60% | 80%)

Predominant Bacteria (E+007)	Results CFU/gram		Range markers	Reference Range (E+007)
Obligate anaerobes				
Bacteroides sp.	1.0	L	1.7 – 20.9	=> 1.3
Clostridia sp.	0.8		0.9 – 4.8	=> 0.7
Prevotella sp.	1.6		0.6 – 9.8	=> 0.3
Fusobacteria sp.	1.2		0.3 – 11.5	=> 0.1
Streptomyces sp.	11.0		0.8 – 30.5	=> 0.4
Mycoplasma sp.	2.2		1.5 – 27.2	=> 1.4
Facultative anaerobes				
Lactobacillus sp.	0.4		0.7 – 9.1	=> 0.4
Bifidobacter sp.	1.2	L	3.3 – 19.0	=> 2.9
Obligate aerobes				
Escherichia coli	0.9		0.5 – 10.3	=> 0.3

Opportunistic Bacteria			
Bacillus sp.	1.4E+008	H	<=1.0E+005
Citrobacter sp.	4.0E+008	H	<=1.0E+005
Klebsiella oxytoca	3.8E+008	H	<=1.0E+005
Pseudomonas sp.	1.9E+008	H	<=1.0E+005

Abb. 2: Stuhlbefund: Mangel an freundlichen Darmbakterien (predominant Bacteria) und starke Besiedelung mit opportunistischen Bakterien mit Klebsiellen, Citrobacter und Pseudomonas-Stämmen (= Dysbiose). Nähere Informationen zur neuen DNA-Stuhlanalyse im *Diagnostik-Kapitel 8*. (Quelle: K. Runow, Metametrix Clinical Laboratory, USA)

2100 Gastrointestinal Function Profile Me

Pathogenic Bacteria		95% Reference Range
Helicobacter pylori	<0.01	<=1.0E+005
Clostridium difficile	<0.01	<=1.0E+005
E.H.E. coli	<0.01	<=1.0E+005
Campylobacter sp.	<0.01	<=1.0E+005

Yeast/Fungi		
Yeast/Fungi; taxonomy unavailable.	+3 => 10000 pg DNA/g specimen	Neg

A taxonomy unavailable finding may indicate ingested mold. The higher the number, the greater the indication for treatment, particularly when accompanied by clinical symptoms.

Parasites		
Blastocystis hominis	Positive	Neg
Dientamoeba fragilis	Positive	Neg
Necator americanus (hookworm)	Positive	Neg
Strongyloides sp.	Positive	Neg
Parasite present; taxonomy unavailable.	Positive	Neg

A taxonomy unavailable finding likely indicates an ingested protozoan and not a human parasite. It does not indicate treatment unless patient symptoms and other inflammatory markers are consistent with parasite infection.

Abb. 3: Intestinale Dysbiose: Starke Pilz-, Parasiten- und Wurmbesiedelung (Analytik: Metametrix Clinical Laboratory, USA)

Normale Milchzuckerverdauung

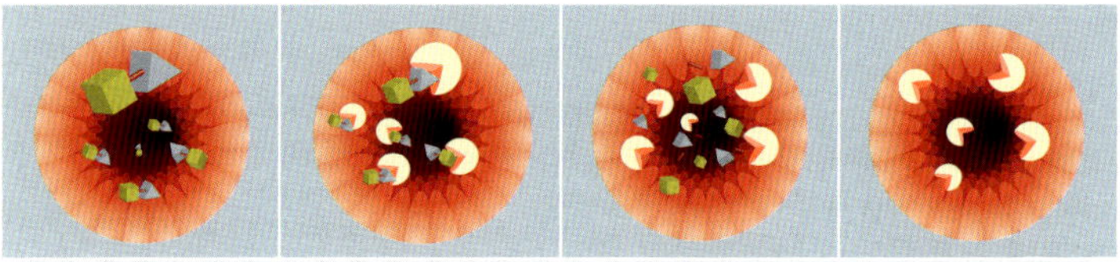

Laktose (Milchzucker) gelangt in den Dünndarm …

…wo das Enzym Laktase (weiß) den Doppelzucker in Einzelzucker (Glukose und Galaktose) spaltet.

Glukose und Galaktose (gelb und blau) werden vom Darm in den Blutkreislauf aufgenommen.

Der normale Verdauungsprozess ist beendet. Es bleibt noch genügend Laktase-Enzym auf der Schleimhaut aktiv.

Abnormale Milchzuckerverdauung (Laktoseintoleranz)

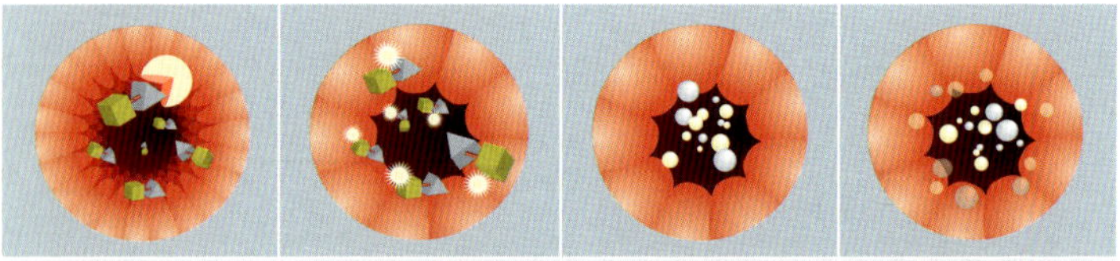

Laktose gelangt in den Dünndarm, der nur geringe Enzymmengen enthält (Laktasemangel).

Unverdaute Laktose gelangt in den Dickdarm und wird dort von Bakterien verstoffwechselt (fermentiert).

Bei der Fermentation entstehen Gase: Wasserstoff und das Fäulnisgas Methan führen zu Blähungen und Durchfall.

Ein Anteil der Gase gelangt über die Darmwand in den Blutkreislauf und schließlich in die Lungen. Dort werden sie abgeatmet und können mit der Atemgasanalyse untersucht und bewertet werden. Näheres zur Atemgasanalyse siehe Kapitel 8.5.

Abb. 4: Laktoseverdauung (Quelle: Genova Diagnostics, USA)

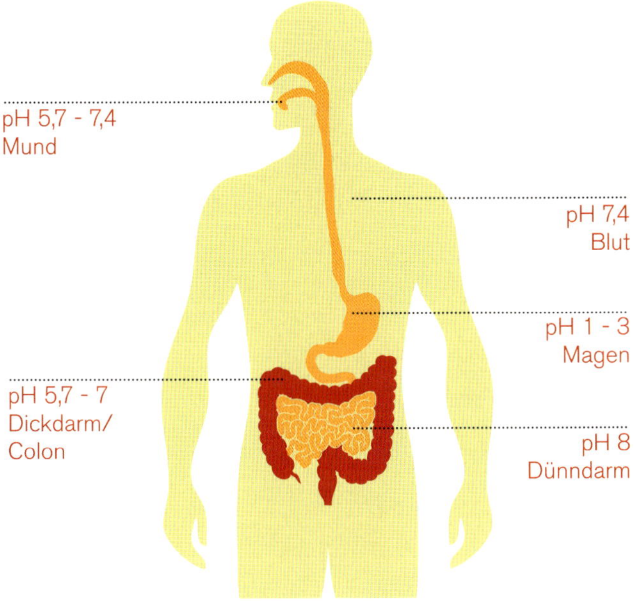

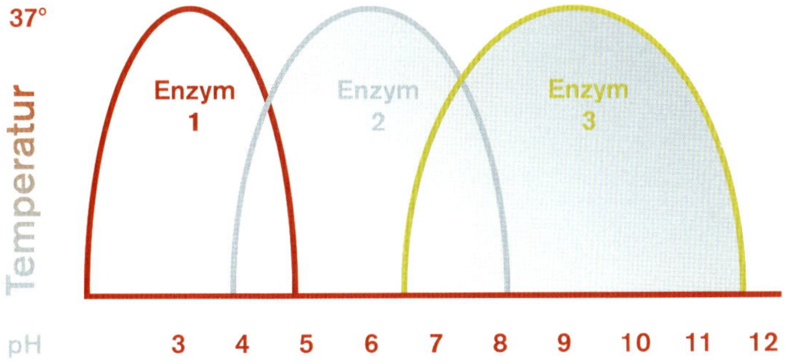

Abb. 5 und 6: Die verschiedenen Säuregrade im Verdauungstrakt und die Enzymaktivitäten bei unterschiedlichen pH-Werten (Quelle: Theramedix, Florida, USA)

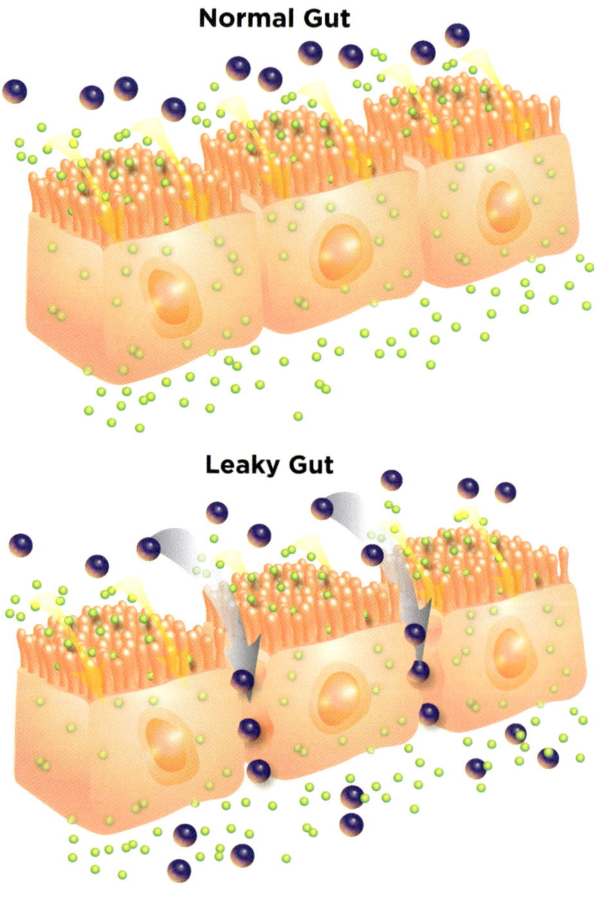

Abb. 7a: Gesunde Darmschleimhaut mit intakter Darmbarriere
Abb. 7b: Entzündete Darmschleimhaut mit erhöhter Durchlässigkeit (Leaky Gut)
(Quelle: Genova Diagnostics, USA)

Methode: IgG_4-Antikörper Test. Neue ELISA-Technologie; Metametrix, USA.

0075 IgG4 Food Antibodies (90 Antigens)

	Results ng/mL	Response	Class
Dairy/Meat/Poultry			
Beef	<10		
Casein	>2000	Severe	+5
Chicken	9		
Egg, White	>2000	Severe	+5
Egg, Yolk	1358	Severe	+5
Lamb	<10		
Milk	>2000	Severe	+5
Pork	<10		
Turkey	<10		
Fish/Shellfish			
Clam	<10		
Codfish	<10		
Crab	<10		
Flounder	<10		
Halibut	<10		
Lobster	<10		
Mackerel	<10		
Oyster	<10		
Salmon	<10		
Shrimp	<10		
Trout	<10		
Tuna	<10		
Fruits			
Apple	<10		
Apricot	<10		
Banana	<10		
Blueberry	<10		
Cantaloupe	<10		
Cranberry	<10		
Grape	<10		
Grapefruit	27		
Honeydew	<10		
Lemon	<10		
Orange	<10		
Peach	<10		
Pear	<10		
Pineapple	110	Mild	+2

	Results ng/mL	Response	Class
Legumes			
Bean, String	11		
Lentil	16		
Lima Bean	<10		
Navy Bean	30		
Pea, Green	<10		
Peanut	31		
Pinto Bean	<10		
Soybean	22		
Miscellaneous			
Aspergillus	<10		
Black Pepper	13		
Chocolate	<10		
Cinnamon	<10		
Coffee	12		
Ginger	<10		
Malt	220	Mod	+3
Tea	<10		
Vanilla	<10		
Yeast, Baker's	<10		
Yeast, Brewer's	16		
Nuts/Seeds			
Almond	150	Mild	+2
Cashew	>2000	Severe	+5
Coconut	<10		
Pecan	<10		
Pistachio	>2000	Severe	+5
Sesame	28		
Sunflower	69	Mild	+1
Walnut	<10		

Class Definitions:

Class	Cutoffs
Negative	0-40
Mild (+1/+2)	80/150
Moderate (+3/+4)	500/900
Severe (+5)	> 900

Abb 9: Deutliche Reaktionen im Allergix-Test gegen mehr als 5 Lebensmittel (Kuhmilch,Ei, Malz, Cashew etc) sprechen für eine erhöhte Durchlässigkeit des Darmes (Leaky Gut). Neben diätetischen Maßnahmen ist eine Darmtherapie zu empfehlen.

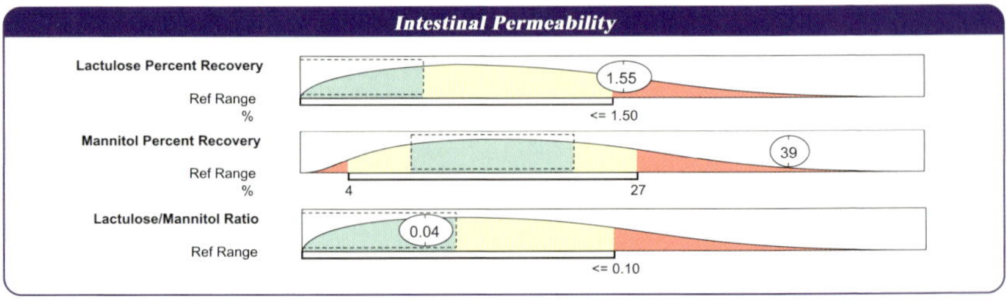

Abb. 8: Hohe Laktulose und Mannitolwerte im Urin zeigen eine erhöhte Darmdurchlässigkeit (Leaky Gut). Quelle: Genova Diagnostics, USA.

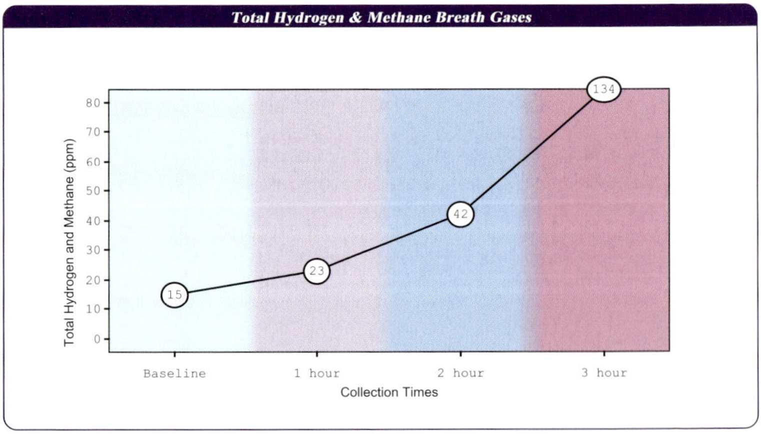

Hydrogen & Methane (ppm)

Hours	Baseline	1	2	3
Hydrogen (H_2)	11	18	37	130
Methane (CH_4)	4	5	5	4
Total	15	23	42	134

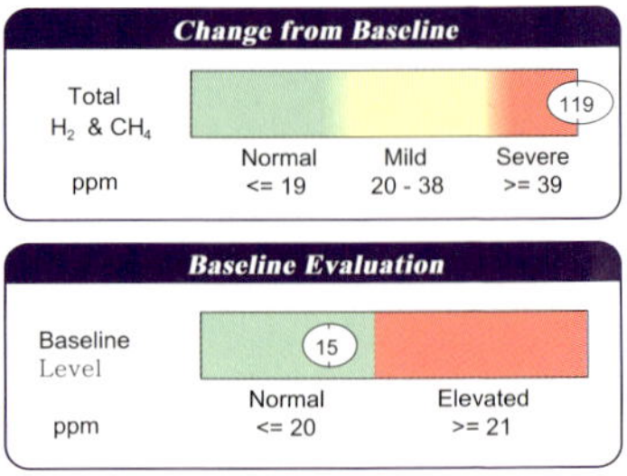

This test was developed and its performance characteristics determined by GSDL, Inc. It has not been cleared or approved by the U.S. Food and Drug Administration

Abb. 10: Positive Atemgasanalyse: schwere Laktoseintoleranz (Quelle: Genova Diagnostics, USA).

0075 IgG4 Food Antibodies (90 Antigens)	Results ng/mL	Response	Class
Dairy/Meat/Poultry			
Beef	<10		
Casein	55	Mild	+1
Chicken	<10		
Egg, White	>2000	Severe	+5
Egg, Yolk	>2000	Severe	+5
Lamb	<10		
Milk	318	Mod	+3
Pork	11		
Turkey	<10		
Fish/Shellfish			
Clam	<10		
Codfish	<10		
Crab	<10		
Flounder	<10		
Halibut	<10		
Lobster	<10		

Abb. 11: Positives Testergebnis im neuen IgG_4-Bluttest (Allergix). Die Antikörperwerte auf Hühnerei (Eiweiß und Eigelb) sind sehr hoch. Eine eifreie Diät sollte über zwei bis drei Monate eingehalten werden. Methode: IgG4-Antikörpertest. Neue ELISA-Technologie; Metametrix, USA.

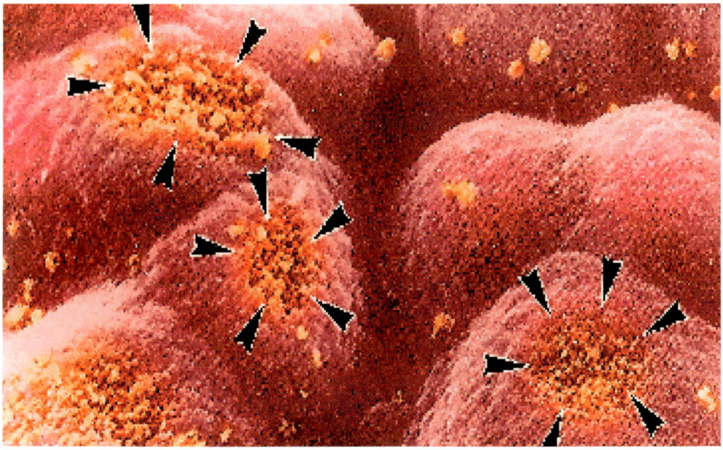

Abb. 12: Zerstörte Darmbarriere, erhöhte Darmdurchlässigkeit (Quelle: Genova Diagnostics, USA).

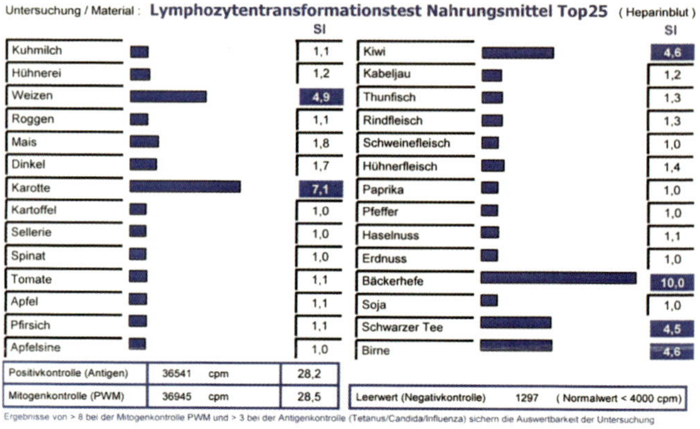

Untersuchung / Material: **Lymphozytentransformationstest Nahrungsmittel Top25** (Heparinblut)

	SI		SI
Kuhmilch	1,1	Kiwi	4,6
Hühnerei	1,2	Kabeljau	1,2
Weizen	4,9	Thunfisch	1,3
Roggen	1,1	Rindfleisch	1,3
Mais	1,8	Schweinefleisch	1,0
Dinkel	1,7	Hühnerfleisch	1,4
Karotte	7,1	Paprika	1,0
Kartoffel	1,0	Pfeffer	1,0
Sellerie	1,0	Haselnuss	1,1
Spinat	1,0	Erdnuss	1,0
Tomate	1,1	Bäckerhefe	10,0
Apfel	1,1	Soja	1,0
Pfirsich	1,1	Schwarzer Tee	4,5
Apfelsine	1,0	Birne	4,6

Positivkontrolle (Antigen)	36541 cpm	28,2
Mitogenkontrolle (PWM)	36945 cpm	28,5

Leerwert (Negativkontrolle) 1297 (Normalwert < 4000 cpm)

Ergebnisse von > 8 bei der Mitogenkontrolle PWM und > 3 bei der Antigenkontrolle (Tetanus/Candida/Influenza) sichern die Auswertbarkeit der Untersuchung

Abb. 13: Positive Reaktionen im Lymphozyten-Transformations-Test (LTT). Der Patient hat eine zelluläre Immunreaktion gegenüber Weizen, Karotte, Kiwi, Backhefe, schwarzem Tee und Birne. (Quelle: K. Runow, Labor: IMD-Berlin)

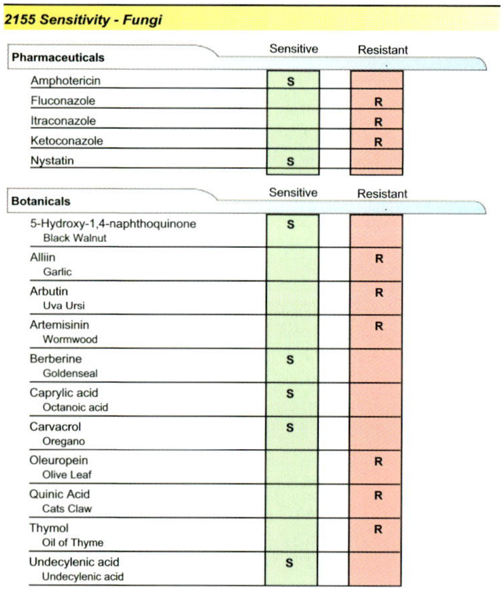

2155 Sensitivity - Fungi

Pharmaceuticals	Sensitive	Resistant
Amphotericin	S	
Fluconazole		R
Itraconazole		R
Ketoconazole		R
Nystatin	S	

Botanicals	Sensitive	Resistant
5-Hydroxy-1,4-naphthoquinone Black Walnut	S	
Alliin Garlic		R
Arbutin Uva Ursi		R
Artemisinin Wormwood		R
Berberine Goldenseal	S	
Caprylic acid Octanoic acid	S	
Carvacrol Oregano	S	
Oleuropein Olive Leaf		R
Quinic Acid Cats Claw		R
Thymol Oil of Thyme		R
Undecylenic acid Undecylenic acid	S	

Abb. 14: Medikamententest. Der im Stuhl dieses Patienten gefundene Hefepilz ist sensibel (S) auf verschiedene pflanzliche Wirkstoffe. Der Pilz kann u. a. mit Black Walnut (Schwarze Walnuss), Carvacrol (Oregano) und Caprylsäure (Caprylic Acid) behandelt werden. Die mit R (resistent) bezeichneten Substanzen sind in diesem Fall nicht wirksam. Aus der Gruppe der klassischen Antipilz-Arzneimittel zeigen nur Nystatin und Amphotericin eine ausreichende Hemmwirkung. (Analytik: Metametrix Clinical Laboratory, USA)

mittlerweile rezeptfrei in allen Apotheken erhältlich und zu einem Massenprodukt geworden sind, wird man nach meiner Auffassung in den nächsten Jahren eine Zunahme von Nahrungsmittelunverträglichkeiten, Verdauungsstörungen, Vitaminmangelzuständen und damit verbundenen neurologischen Erkrankungen wie auch Osteoporose beobachten können.

Vor diesem Hintergrund muss auch vor den sehr populären und von Heilpraktikern und Naturheilärzten empfohlenen Therapien gegen Übersäuerung mit Basenpulvern gewarnt werden. Unser Magen braucht mehr denn je Säure, um die stets wachsenden Nahrungsmengen, mit denen sich die modernen Menschen in den »zivilisierten Ländern« täglich belasten, zu verdauen. Zu einer optimalen Verdauung gehört auch eine gute Ausstattung mit Enzymen **(siehe Kapitel 6 – Enzyme)**.

6 Das Enzym-Konzept

6.1 Enzyme steuern Stoffwechsel- und Verdauungsprozesse

Alle Krankheiten kann man als das Ergebnis von Defiziten bzw. Imbalancen betrachten.

Ein Defizit an Vitaminen, Mineralstoffen, Spurenelementen und anderen Nährstoffen sowie Belastungen durch toxische Verbindungen führen zu Störungen unserer Stoffwechselprozesse und damit zur Entstehung von Krankheitssymptomen. In diesem Kapitel möchte ich besonders auf Defizite und Imbalancen von Enzymen eingehen.

Enzyme sind Substanzen, die chemische Prozesse in unserem Körper beschleunigen – also Biokatalysatoren. So wie Luft ein Katalysator für Feuer ist, brauchten wir Enzyme, um Moleküle (Hormone, Proteine, aber auch Umweltgifte) aufzubrechen oder chemisch zu verändern, damit sie anderen Stoffwechselwegen (metabolischen Prozessen) zugeführt werden können. Ohne Enzyme bekommt unser Körper zu wenig Energie, Eiweiß und andere Funktionssubstanzen (Metaboliten). Energie steckt in der Nahrung. Sie muss aber erst unserem Stoffwechsel verfügbar gemacht werden. Hierzu benötigen wir die Enzyme, die aus Aminosäuren aufgebaut werden. Eine Kombination verschiedener Aminosäuren wird Protein genannt. Enzyme sind einzigartige Proteine, die biologisch aktiv sind oder Energie gespeichert haben. Es ist diese Energie, die den Enzymen die Möglichkeit gibt, die Arbeit des Lebens – also die Steuerung lebender Prozesse – zu erfüllen.

Enzyme besitzen gespeicherte Energie, mit der sie lebende Prozesse steuern und somit die Arbeit des Lebens verrichten.

Diese Energie kann in Labortests gemessen werden. Wenn ein Enzym keine Energie mehr besitzt, kann es die Katalysatoraufgaben nicht mehr erfüllen – es ist dann ein ganz normales Protein geworden und kann nun bestenfalls dem Organismus als Eiweißquelle dienen, mehr nicht **(62)**.

Enzyme sind keine Lebewesen und können nicht sterben. Es handelt sich aber um aktive Eiweiße, die zu inaktiven Proteinen werden oder denaturiert werden können, d. h. sie können in Einzelbausteine zerlegt werden. Inaktive Enzyme sind sozusagen Enzyme in Ruheposition, sie können wieder aktiviert werden. Denaturierte – also zerlegte Enzyme – können nicht mehr aktiv werden. Die Aktivität der Enzyme hängt stark von der Umgebung – in erster Linie von der Temperatur und dem Säuregrad, also dem pH-Wert – ab. Bei extremen pH-Werten und hoher Temperatur können sie denaturiert werden und somit keine Stoffwechselprozesse mehr steuern. Enzyme entfalten ihre optimale Aktivität bei dem für sie optimalen pH-Wert und der für sie optimalen Temperatur.

6.2 Welche Arten von Enzymen gibt es?

Man teilt Enzyme nach der Art der chemischen Reaktion ein, die sie beschleunigen, also katalysieren. Am Ende erscheint die Silbe »-ase«. *Hydrolasen* etwa fügen Wasser (hydro) einem chemischen Prozess zu oder nehmen es heraus: *Dehy-drogenasen.* Im Folgenden möchte ich drei Enzymkategorien beschreiben:

- Proteasen – Enzyme, die Eiweiße zerlegen/verdauen
- Lipasen – Enzyme, die Fette zerlegen/verdauen
- Amylasen – Enzyme, die Kohlenhydrate zerlegen/verdauen (*Amylon = Stärke)*

Jede dieser Enzymkategorien hat zwei Funktionen:

- metabolische Aufgaben (Energieerzeugung)
- Verdauungsförderung

Die Wissenschaft hat bis heute über 5000 Enzyme in unserem Körper nachgewiesen. In der Realität können es jedoch noch deutlich mehr sein, die der Organismus für die Aufrechterhaltung der Lebensvorgänge benötigt. Alle Enzyme leiten sich aber in irgendeiner Weise von den drei genannten Hauptkategorien, den Proteasen, Lipasen und Amylasen ab.

Ein anderes bekanntes Enzym, die Cellulase, kann von unserem Organismus nicht selbst hergestellt werden. Cellulase wird zum Abbau von Zellulose (Cellulose), die in vielen Pflanzenfasern und Gemüsen vorkommt, benötigt. Technisch betrachtet ist Cellulase eine Amylase. Da zellluloseähnliche Fasern (Chitin) in den Zellwänden von Hefepilzen wie Candida vorkommen, kann die Einnahme des Enzyms Cellulase bei einer Antipilzbehandlung sehr hilfreich sein **(siehe auch Candida-Antipilz-Rezeptur, S. 99)**.

Enzyme, die beim Abbau oder bei der Zerlegung von organischem Material im Magen-Darm-Trakt beteiligt sind, nennt man Verdauungsenzyme. Wenn diese Enzymarbeit an anderer Stelle – also in der Zelle, in den Organen oder im Blut – stattfindet, nennt man sie Stoffwechselenzyme oder metabolische Enzyme.

Ab der Pubertät stellt unser Körper in jedem Lebensjahrzehnt 10 bis 13 Prozent weniger Enzyme her.

Je mehr Energie wir für die Verdauung benötigen, desto weniger Energie haben wir für die systemischen Stoffwechselvorgänge, die metabolischen Aufgaben, zur Verfügung.

Dr. Edward Howell entdeckte, dass nach dem Verzehr gekochter Nahrung eine Zufuhr von Enzymen aus dem Immunsystem oder anderen Organen erfolgt. Nach dem Gesetz der adaptiven Sekretion produziert der Körper die für die jeweils verzehrten Nahrungsmittel notwendigen Enzyme. Nach dem Verzehr großer Mengen ungewohnter Nahrung – z. B. wenn Vegetarier ein Steak essen – kommt es zu einer Überreizung und die Sekretion der aktuell notwendigen Enzyme kann nicht erfolgen und es treten schwere Verdauungsstörungen auf, die häufig mit Krämpfen und Koliken einhergehen. Die Beschwerden, die einen Magen-Darm-Infekt vortäuschen, können über mehrere Tage andauern. Wenn man die Bauchspeicheldrüse (Pankreas) aber langsam an die ungewohnte Kost heranführt, indem kleine Mengen an Fleisch – durchaus auch mit drei- bis viertägigen fleischfreien Intervallen – verzehrt werden, trainiert man auf diese Weise das Organ und die Enzymproduktion wird langsam gesteigert. So wie Muskeln durch Gewichte oder Übungen beim Sport trainiert werden und an Volumen und Gewicht zunehmen, kann die enzymproduzierende Bauchspeicheldrüse an Gewicht zunehmen. Eine Gewichtszunahme des Pankreas ist nach Edward Howells Erkenntnissen auch auf den Verzehr großer Mengen gekochter Nahrung, die eine hohe Enzymproduktion von der Bauchspeicheldrüse verlangt, zurückzuführen. Das menschliche Pankreas ist zwei- bis dreimal schwerer und größer im Verhältnis zum Körpergewicht anderer Säugetiere. Aufgrund dieser Zusammenhänge muss man sich die Frage stellen, warum die Zahl der Pankreaskarzinome und der Diabeteserkrankungen in den letzten Jahren stark zugenommen hat? Offensichtlich überfordert der moderne Mensch durch sein Ess- und Trinkverhalten das Pankreas immer stärker. Ein Enzymmangel in der Nahrung und eine überforderte Bauchspeicheldrüse führen zu einer Überflutung des Darms mit unverdauter Nahrung, die zur Entwicklung einer Nahrungsmittelallergie bzw. -unverträglichkeit führt. Gleiches passiert, wenn nicht genügend Säure im Magen für die Verdauung zur Verfügung steht (Hypacidität). Bei einer Verdauungsstudie wurde festgestellt, dass schon eine medikamentös bedingte leichte Änderung des Säuregrades (pH-Wert) im Magen dazu führte, dass die Verdauung von Fischprotein komplett blockiert wurde und das Protein mit einer 10.000-fachen Allergenität in die unteren Darmabschnitte gelangte und zur Entwicklung von klassischen IgE-vermittelten Allergien führte. **(siehe auch Kapitel 5.3 – Säureblocker**)

6.3 Tierische und pflanzliche Enzyme

Die meisten Enzymprodukte werden aus tierischen Quellen hergestellt. Hierbei verwendet man hauptsächlich Extrakte aus Bauchspeicheldrüsen von Rindern und Schweinen, die aus Schlachthäusern stammen. Dies stellt nicht nur für Vegetarier und Menschen, die der Massentierhaltung kritisch gegenüber stehen, ein Problem dar. Darüber hinaus kann niemand exakt sagen, wie der gesundheitliche Zustand oder die Ernährungsweise der Tiere wirklich war, bevor sie geschlachtet worden sind.

Ein Problem mit den aus tierischen Quellen gewonnen Enzymen (Pankreatin, Trypsin, Chymotrypsin) ist deren geringe Säurestabilität. Im sauren Magenmilieu (pH 2 bis 3) können diese Enzyme denaturiert bzw. inaktiviert werden. Im Magen befindet sich auch ein Enzym, das Pepsin, das nicht nur die Säureproduktion anregt, sondern auch in der Lage ist, Proteine und Enzyme zu verdauen und diese somit inaktiviert. Man nennt sie auch Peptidase. Tierische Enzyme entfalten ihre Aktivität hauptsächlich im alkalischen Milieu im Dünndarm bei pH 8. Aus diesem Grund bieten viele Hersteller Enzymprodukte mit Säureschutzmantel an, d.h. die Kapseln bzw. Tabletten überstehen die Magenpassage und werden erst im Darm aufgelöst. Um dies zu erreichen, werden zum Teil Kunststoffe wie Acrylate eingesetzt. Manche Arzneimittel enthalten sogar Phthalate (Weichmacher), die in der Lage sind, Hormone in unserem Körper zu zerstören. Tierische Enzyme werden durch Säure nicht zwangsläufig denaturiert, aber häufig inaktiviert. Das bedeutet, dass sie im Magen noch nicht ganz zerstört worden sind, sondern bei geändertem pH-Wert – also im Darmmilieu – ihre Aktivität wieder erlangen können. Viele werden jedoch denaturiert und verlieren somit ihre Wirkung – sie werden sozusagen von einem besonderen Protein mit gespeicherter Energie und besonderen Aufgaben zu einem normalen Eiweiß, dass jetzt vom Organismus nur noch als Nährstoff verwendet werden kann.

Der Vorteil von Enzymen auf pflanzlicher Basis ist, dass die meisten von ihnen ihre Aktivität im sauren Bereich entfalten – sie beginnen bereits im Magen mit der Verdauungsarbeit. Dies betrachte ich als einen entscheidenden Vorteil besonders im Hinblick auf Patienten, die an Nahrungsmittelallergien leiden. Wenn die Nahrungsmittel gleich im Magen verdaut werden, verlieren sie somit an Allergenität und führen nicht mehr zu allergischen Immunreaktionen in den unteren Darmabschnitten bzw. mildern allergische Reaktionen ab. Besonders für Allergiker gibt es spezielle Enzymrezepturen **(siehe Kapitel 6.5**).

Enzyme tierischen Ursprungs sind in ihrer Wirkung im Vergleich zu Enzymen auf pflanzlicher Basis relativ schwach. Können Letztere doch 10- bis 100-mal mehr Protein verdauen als tierische Enzyme bezogen auf die zu verdauende Eiweißmenge.

Pflanzliche Enzyme verdauen bis zu 100-mal mehr Protein als tierische Enzyme.

Es gibt Patienten, die abhängig von der Schwere der Erkrankung 30 bis 90 Tabletten mit tierischen Enzymen einnehmen müssen, was für viele natürlich eine erhebliche Belastung darstellt und somit nicht besonders praktikabel erscheint. Trotzdem kann eine Therapie mit tierischen Enzymen hilfreich sein. Es gibt Autoren, die vom »Homing-Effekt« der tierischen Enzyme berichten, was so viel bedeutet wie »Stärkung ähnlicher Organe«. Pankreasenzyme unterstützen und stärken demnach die Bauchspeicheldrüse, was besonders wichtig ist bei Patienten, die an einer erheblichen Beeinträchtigung der Verdauungsorgane leiden, wie sie bei Pankreatitis, Bauchspeicheldrüsen- und Leberkrebs sowie Gallenerkrankungen vorkommen. Man kann in diesem Zusammenhang auch einen Leitsatz aus der Homöopathie heranziehen: »Ähnliches mit Ähnlichem heilen«. Der Körper erkennt offenbar Ähnliches, auch wenn die eingenommenen Enzyme keine direkten körpereigenen Enzyme darstellen. Aus eigenen Versuchen mit radioaktiv markierten Organextrakten habe ich selbst einen Homing-Effekt beobachten können. Inwieweit dies auch im Hinblick auf andere organische Substanzen und Extrakte anzuwenden ist und ob diese therapeutisch nützlich sind, müssen weitere Forschungen ergeben.

In den USA ist die Mehrzahl der im Handel befindlichen Enzymprodukte mittlerweile auf pflanzlicher Basis bzw. es sind Kombinationsprodukte. Bei meinen Patienten verwende ich vorrangig pflanzliche Enzyme, die in einem weiten pH-Spektrum aktiv sind **(siehe Kapitel 6.5)**. Der Begriff »auf pflanzlicher Basis« bedeutet, dass pflanzliche Rohstoffe verwendet werden, auf denen Bakterien und Pilze wachsen, die schließlich die nützlichen Enzyme herstellen.

6.4 Proteinverdauung und Immunsystem

Wenn Schwermetalle wie Quecksilber aus Zahnfüllungen oder Nahrungsmitteln in den Magen-Darm-Trakt gelangen, kommt es über eine Blockierung der Peptidasen/Proteasen zu einer Beeinträchtigung der Eiweißverdauung. Unverdaute Nahrungsbestandteile führen zu Entzündungen im Darmtrakt und verstärken bzw. induzieren Nahrungsmittelallergien. Entgiftungstherapien unter besonderer Berücksichtigung der Schwermetalle sollten daher Bestandteil jeder Darmtherapie sein.

Eine gute Eiweißverdauung durch Enzyme (proteolytische Aktivität) ist auch im Hinblick auf Krebs sehr wichtig. Krebszellen sind umhüllt von Protein, das sie vor dem Angriff unserer Immunzellen schützt. Wenn es gelingt, die Proteinhülle enzymatisch zu verdauen oder sogar zu zerstören, können Immunzellen schneller aufmerksam auf den »Feind« werden und Abwehrvorgänge einleiten.

Die weißen Blutkörperchen sind voller Enzyme. Die Protein verdauenden Enzyme (Proteasen) werden von den im Blut befindlichen Immunzellen bei der Verdauung und somit Abwehr von Eindringlingen wie Parasiten, Pilzen, Bakterien und auch Krebszellen benötigt.

Eine verminderte Aktivität oder ein erhöhter Verbrauch von Protease-Enzymen führt zu einer Immunschwäche.

Weitere Aufgabengebiete für die Proteasen sind Entzündungen, Herzkrankheiten und Schlaganfall. Ein Protein, das bei diesen Erkrankungen eine Rolle spielt, ist das Fibrin, das auch an der Blutgerinnung beteiligt ist. Durch die Verdauung und somit Auflösung von Fibrin vermindern sich Entzündungen und das Embolierisiko wird reduziert.

Bei schweren Erkrankungen benötigt der Organismus zusätzliche Energie, die er aus dem Verdauungssystem abzieht, d. h. Immunstörungen, Atemwegserkrankungen, Allergien, Erkrankungen des Nervensystems etc. führen zwangsläufig auch zu einer Schwächung der Verdauungsfunktionen. Umgekehrt, wenn wir den Verdauungsapparat durch eine große Nahrungsmenge überlasten, nehmen wir dem Körper Stoffwechselenergie, die er für Abwehrvorgänge benötigt.

Schauen wir ins Tierreich. Wie reagiert Ihr Hund, Ihre Katze oder Ihr Pferd, wenn sie krank sind? Die Tiere fressen nicht mehr. Auch wenn Sie das beste Steak, Hackfleisch etc. anbieten, verweigert das Tier die Nahrungsaufnahme – es spart somit Energie für Heilungsvorgänge. Die Immunzellen können also ihrer Abwehrleistung nachkommen, ohne Enzyme abgeben zu müssen. Die Genesung wird beschleunigt. Ist es nicht erstaunlich? Durch Fasten gibt man dem Körper Energie zurück! Auch Kalorienrestriktion hat den gleichen Effekt. Indem weniger Energie für Verdauungszwecke abgerufen wird, desto mehr Energie bleibt erhalten für Immun- und andere Stoffwechselvorgänge.

Ich möchte damit nicht zum Ausdruck bringen, dass immer gefastet werden sollte, wenn man krank ist. Der Verzehr kleiner, leicht verdaulicher Nahrungsmittel mit hoher Nährstoffdichte und hohen Anteilen an pflanzlichen Signalstoffen (Bioflavonoide, Polyphenole) kann durchaus empfohlen werden. Signalstoffe geben unseren Genen wichtige Impulse wie z. B. Verstärkung der Entgiftungsleistung und Aktivierung der Gene, die die Produktion unserer körpereigenen Antioxidantien steuern. Ein Pflanzeninhaltstoff, der diese Eigenschaften als Signalstoff hat, ist das Sulforaphan im Brokkoli. Sulforaphan hat u. a. auch eine antibakterielle Wirkung z. B. gegen Helicobacter pylori und wird außerdem in der Krebstherapie eingesetzt **(siehe auch Kapitel 2.5)**.

6.5 Die Aufgaben der einzelnen Enzyme

Im Folgenden möchte ich in kurzer Darstellung die Hauptfunktionen einiger wichtiger Enzyme auflisten **(62)**:

Alpha-Galaktosidase

- zerlegt Kohlenhydrate wie Raffinose; ein Dreifachzucker, der in Pflanzen wie z. B. Zuckerrüben und Bohnen vorkommt. Raffinose besteht aus drei einfachen Zuckern (Fruktose, Glukose, Galaktose), die im Dünndarm nur in geringem Umfang gespalten werden und im Dickdarm zu Blähungen führen können
- ist hilfreich für die Verdauung von rohen Gemüsen, Bohnen, Kohl, Spargel, Brokkoli
- wird gemessen in GALU (Galactosidase Units)

Amylase (griechisch: Amylon = Stärke)

- zerlegt Kohlenhydrate (wie Stärke, Glykogen) zu Zucker
- erhöht den Blutzucker
- Histaminregulation nach Einnahme auf nüchternen Magen
- vermindert Gier auf bestimmte Nahrungsmittel
- wird gemessen in DU (Dextrinizing Units)

Beta-Glucanase

- unterstützt die Verdauung von Getreide wie Gerste, Hafer und Weizen
- wird gemessen in BGU (Betaglucanase Units)

Bromelain

- zerlegt Eiweiße
- wirkt antientzündlich
- wird gemessen in GDU (Gelatin Digesting Units) und FCCPU (Food Chemical Codex Papain Units); 2400 GDU = 50.000.000 FCCPU

Catalase

- gilt als eines der potentesten Antioxidantien und kommt in fast allen Zellen vor
- zerlegt Wasserstoffperoxid (H_2O_2) in Wasserstoff und Sauerstoff
- wird gemessen in Bakers Units (nach dem Entdecker der Analysetechnik benannt)

Cellulase

- zerlegt Zellulose und Chitin, eine zelluloseähnliche Faser, die in der Zellwand von Hefepilzen (Candida) vorkommt
- setzt Nährstoffe aus dem Zellinneren von Pflanzen und Gemüsen frei
- wird gemessen in CU (Cellulase Units)

Diastase (siehe Maltase)

Glucoamylase

- zerlegt Kohlenhydrate/Polysaccharide
- wird gemessen in AG (Amyloglucosidase Units)

Glucoreductase

- zerlegt Glukose im Blut
- wird gemessen in GRU (Glucoreductase Units)

Hemicellulase

- zerlegt besonders unverdauliche Kohlenhydrate in pflanzlichen Nahrungsmitteln, die als Hemicellulose oder Ballaststoffe bezeichnet werden; Hemicellulose ist ein Sammelbegriff für verschiedene Bestandteile pflanzlicher Zellwände
- wird gemessen in HCU (Hemicellulase Units)

Invertase (Sucrase)
- zerlegt Kohlenhydrate, besonders Zucker und Malzzucker
- wird gemessen in IAU oder INVU (Invertase Active Units)

Laktase
- zerlegt Laktose (Milchzucker) in Glukose (Traubenzucker) und Galaktose (Schleimzucker)
- wird bei Laktoseintoleranz eingesetzt
- wird gemessen in LacU (Lactase Units)

Lipase
- zerlegt Fette und verbessert den Fettstoffwechsel
- hilft Cholesterin zu reduzieren
- unterstützt die Gallenfunktion
- unterstützt die Gewichtsabnahme
- unterstützt die Hormonproduktion
- wird gemessen in FCCFIP und LU (Lipase Units)

Maltase (Diastase)
- zerlegt Kohlenhydrate, u. a. Malz/Getreidezucker
- hilft bei der Verdauung von komplexen und einfachen Zuckern
- wird gemessen in DP (Degrees of Diastatic Power)

Nattokinase (wird aus dem Bacillus natto gewonnen)
- verdaut Protein
- besitzt fibrinolytische Aktivität: kann Blutgerinnsel auflösen (z. B. bei Thrombosen, Verletzungen, Schlag-anfällen)
- wirkt entzündungshemmend (reduziert CRP)
- wirkt gefäßschützend
- wird gemessen in FU (Fibrinoytic Units)

Papain

- verdaut Protein
- besitzt eine allgemein antientzündliche Aktivität
- wird gemessen in FCCPU (Food Chemical Codex Papain Units)

Pectinase

- zerlegt Kohlenhydrate, wie sie in vielen Früchten und Gemüsen vorkommen (z. B. Pektin)
- wird gemessen in AJDU (Apple Juice Depectinizing Units) oder endo-Pgu (Pectinase Units)

Phytase

- zerlegt Kohlenhydrate
- speziell zur Verdauung von Phytinsäure, ein Bestandteil von Hülsenfrüchten und Getreiden
- unterstützt die Absorption von Mineralstoffen
- wird gemessen in endo-Pgu (Phytase Units)

Protease

- zerlegt Proteine
- verbessert die Immunfunktionen bei Einnahme auf nüchternen Magen
- wirkt entzündungshemmend
- wird gemessen in HUT (Hemoglobin Units in a Tyrosine Base)

Seaprose

- zerlegt Schleim
- ist hilfreich bei Schleimhautschwellungen
- wird gemessen in Milligramm (mg)

Sucrase

- zerlegt Kohlenhydrate, speziell Zucker
- wird gemessen in INVU (Invertase Activity Units)

Serrapeptidase
- zerlegt Proteine
- wird absorbiert und gelangt in den Blutkreislauf
- wirkt antientzündlich
- ist hilfreich nach Verletzungen und Operationen
- ist hilfreich bei Nebenhöhlenentzündungen, Arthritis und Schmerzen
- wird gemessen in Einheiten pro Milligramm (Units/mg)

Xylanase (eine Form von -> Hemicellulase, die in Getreide vorkommt)
- verdaut Fasern (Stützgerüste pflanzlicher Zellwände)
- wird gemessen in XU (Xylanase Units)

Da die Angaben auf den Enzympräparaten oft verwirrend sind und der Verbraucher die tatsächliche Wirksamkeit bzw. Aktivität der Produkte daher nur schwer vergleichen kann, möchte ich auf Folgendes hinweisen.

Enzyme haben sehr spezielle Funktionen und können nur bestimmte Nahrungsbestandteile verdauen. Ein Messen der Enzymaktivität in Milligramm oder internationalen Einheiten kann daher niemals die wirkliche Aktivität der Enzyme beschreiben. Hinzu kommen besondere Herstellungsprozesse einiger weniger Firmen, durch die es ermöglicht wird, eine Mischung von Enzymen (Enzym-Blend) zu produzieren, deren Wirkung sich sogar bei unterschiedlichen Säuregraden (pH-Werten) entfalten kann. Die Angabe »*Thera-Blend*« (z. B. Protease Thera-Blend) stellt den Hinweis auf eine besonders aktive Enzym-Mischung dar, die eine Proteaseaktivität über nahezu den gesamten Verdauungstrakt gewährleistet.

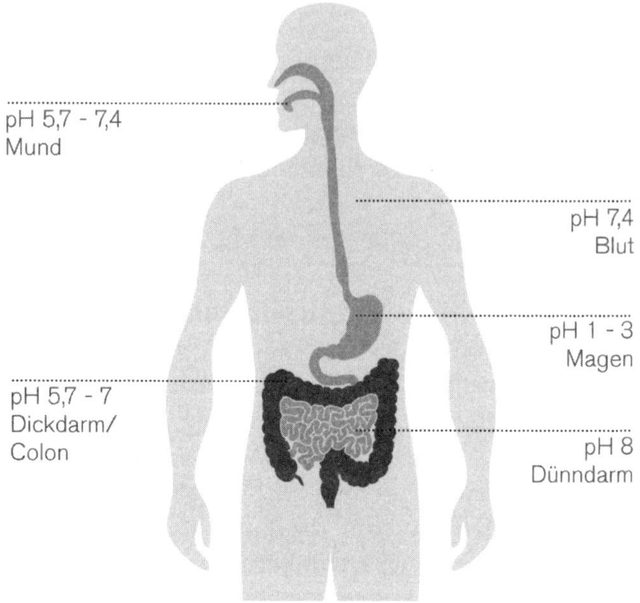

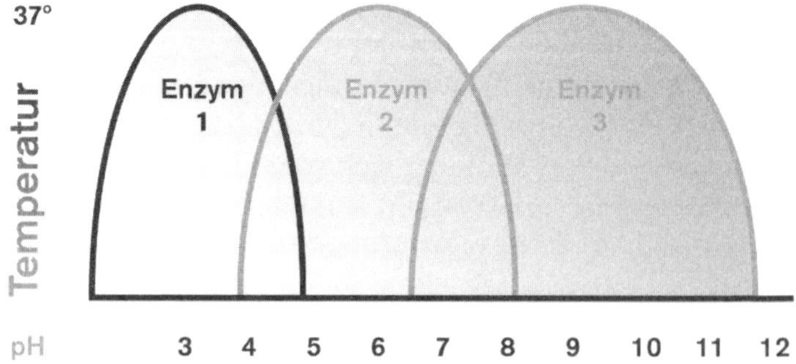

Abb. 5 und 6: Die verschiedenen Säuregrade im Verdauungstrakt und die Enzymaktivitäten bei unterschiedlichen pH-Werten (Quelle: Theramedix, Florida, USA)

Die »Aktiven Einheiten/Active Units« beschreiben, wie stark bzw. wie schnell eine bestimmte Menge eines Nahrungsmittels verdaut werden kann. Zum Beispiel bedeuten 1000 Active Units einer Lipase (das Enzym für die Fettverdauung), dass diese Enzyme das Potenzial haben, 1000 Bindungen an essenziellen Fettsäuren in Olivenöl pro Minute freizusetzen. Anders formuliert: Diese 1000 Einheiten können 5 Gramm Olivenöl in einer Minute verdauen. Die Angaben beziehen sich auf genaue Laborbedingungen, z. B. Temperatur von 20 Grad Celsius und pH 7. Da die Verhältnisse im menschlichen Verdauungstrakt wie auch die verzehrten Fette völlig unterschiedlich sind, können diese Angaben die Wirkung des Enzyms nur annähernd beschreiben. Hinzu kommt, dass nicht jede Lipase alle Fette verdaut und auch nicht jede Protease in der Lage ist, alle Eiweiße zu verdauen. Aus diesem Grund werden in den *Thera-blend*-Mischungen verschiedene Enzyme verwendet, die – wie oben beschrieben – in verschiedenen Bereichen des Verdauungstrakts stabil bleiben und die jeweiligen Nahrungsbestandteile an unterschiedlichen Bindungsstellen zerlegen können.

In unserem Institut arbeiten wir gerade gemeinsam mit der Firma Supplementa und amerikanischen Herstellern an Spezialrezepturen (Thera-blend-Rezepturen), die besonders für unseren Patientenkreis im Bereich der angewandten Umweltmedizin optimiert werden sollen.

Die folgenden Enzymzusammensetzungen können als Basistherapeutika betrachtet werden, die bei zahlreichen chronischen Erkrankungen, die mit Verdauungsstörungen und Enzymschwächen einhergehen, sehr hilfreich sind. Die Dosierungen können individuell verändert werden.

Die in meiner Praxis am häufigsten eingesetzten Rezepturen enthalten die neuen pH-stabilen Thera-blend-Enzyme aus den USA.

Breitspektrum-Enzym (Basic)

Amylase Thera-blend	10.000–15.000 DU
Protease Thera-blend	40.000–50.000 HUT
Lipase Thera-blend	400–500 FCCFIP
Cellulase Thera-blend	200–300 CU
Laktase	800–900 ALU
Alpha-Galaktosidase	70–80 GAL
Maltase	200 DP
Invertase	175 INVU
Phytase	50 endo-Pgu

Breitspektrum-Enzym (stark)

Amylase Thera-blend	22.000–25.000 DU
Protease Thera-blend	70.000–80.000 HUT
Lipase Thera-blend	3000–4000 FCCFIP
Cellulase Thera-blend	1000–3000 CU
Laktase	800–900 ALU
Alpha-Galaktosidase	400–500 GAL
Maltase	200 DP
Invertase	70–175 INVU
Phytase/Pectinase	50 endo-Pgu
Xylanase	550 XU
Hemicellululase	30 HCU
Glucoamylase	50 AG
Beta-Glucanase	25 BGU

Candida-Enzym (Anti-Pilz-Formel)

Cellulase Thera-blend	30.000–40.000 CU
Protease Thera-blend	100.000–120.000 HUT

Allergie-Formel (mit hohem Amylase-Anteil)

Amylase Thera-blend	35.000 DU
Protease Thera-blend	50.000–80.000 HUT
Invertase	500 INVU
Mucolase	10–20 mg
Glucoamylase	50 AGU
Cellulase Thera-blend	500–600 CU

Anti-Inflammation (gegen Entzündungen)

Protease Thera-blend	60.000–80.000 HUT
Amylase Thera-blend	4000–6000 DU
Lipase Thera-blend	300–600 FCCFIP
Bromelain	600 GDU (11.250.000 FCCPU)
Papain	750.000–1.500.000 PU
Catalase	50 Baker

7 Chronisch krank durch Entzündungen im Darm

7.1 Alzheimer beginnt im Darm

Bei der Alzheimer-Erkrankung kommt es zur Bildung fehlgefalteter Proteine, die sich in Form von sogenanntem Beta-Amyloid-Plaques (kurz: Abeta) im Gehirn ablagern. Hierdurch kommt es zu chronischen Entzündungen und im weiteren Verlauf zu einer zunehmenden Zerstörung von Nervenzellen also zur Neurodegeneration. Jüngere Forschungen an der neurologischen Klinik der Universität Bonn zeigen, dass der Botenstoff Noradrenalin bzw. Norepinephrin die Entzündungsreaktionen, wie sie von Beta-Amyloid ausgelöst werden, im Gehirn vermindern kann. Umgekehrt ist das Gehirn von Patienten mit niedrigen Norepinephrinspiegeln verwundbarer. Durch die Abnahme des Noradrenalins werden die Mikrogliazellen im Alzheimer-geschädigten Gehirn funktionell beeinträchtigt. »Die Mikrogliazellen sind sozusagen die Müllabfuhr – sie haben die Aufgabe, schädigende Stoffe und Zell-Trümmer und auch fehlgefaltetes Beta-Amyloid aufzunehmen und aus dem Gehirn zu entfernen«, erklärt Prof. Heneka **(43)** **(siehe auch Kapitel 1)**. Die Überprüfung des Neurotransmitterstoffwechsels gilt in meiner Praxis als wichtiger analytischer Baustein im Rahmen der Basisuntersuchung. Hierbei werden folgende Metaboliten der Neurotransmitter im Urin untersucht:

- Vanillinmandelsäure für Adrenalin/Noradrenalin
- Homovanillinsäure für Dopamin
- 5-HIA (5-Hydroxy-Indol-Acetat) für Serotonin

Diese und weitere 43 Metaboliten, Aminosäuren und Antikörper werden im neuen TRIAD-Stoffwechseltest bestimmt (siehe auch TRIAD-Test; www.metametrix.com). Zur Diagnostik und Therapie von neurodegenerativen Erkrankungen habe ich mich in meinem Buch »Wenn Gifte auf die Nerven gehen« (Südwest Verlag, München) ausführlich geäußert.

An dieser Stelle möchte ich kurz die »Straße vom Darm zum Gehirn« beleuchten, denn das Beta-Amyloid kann vom Bauch ins Hirn wandern **(40)**. Ähnliches kann man bei Umweltgiften beobachten **(siehe Kapitel 7.3 – Parkinson beginnt im Darm)**. Dies haben Forscher des Hertie-Instituts für Hirnforschung (HIH) in Tübingen herausgefunden. Wie am 22. Oktober 2010 in der Fachzeitschrift Science publiziert, verabreichten dabei die Wissenschaftler transgenen (genveränderten) Mäusen das Extrakt aus fehlgefaltetem Abeta in den Bauchraum (intraperitoneale Verabreichung). Daraufhin bildeten sich in den Gehirnen der gesunden Tiere die gleichen Plaques, wie sie bei Alzheimer Patienten auftreten. Die induzierten Abeta-Ablagerungen zeigten sich vorrangig in den zerebralen Blutgefäßen, konnten jedoch auch in Form von Amyloid-Plaques zwischen den Nervenzellen nachgewiesen werden. Offenbar verhalten sich die Beta-Amyloid-Eiweiße von Alzheimerpatienten ähnlich wie jene infektiösen Eiweiße, die den Rinderwahnsinn verursachen **(41)**.

Bereits im Jahr 2006 hatten die Tübinger Wissenschaftler unter der Leitung von Professor Mathias Jucker gezeigt, dass verdünnte Extrakte aus den Gehirnen verstorbener Alzheimerpatienten Abeta-Fehlfaltung und Abeta-Ablagerungen herbeiführen können. Hierfür hatten die Forscher kleinste Mengen dieser Extrakte direkt in die Gehirne genveränderter (transgener) Mäuse gegeben, die genetisch so verändert worden waren, dass sie die menschliche Form von Abeta produzierten. »Die Erkenntnis, dass es Mechanismen gibt, die den Transport von Beta-Amyloid-Aggregaten von der Körperperipherie ins Gehirn zulassen, wirft die Frage auf, ob es in der Körperperipherie oder Umwelt natürliche Substanzen gibt, die Amyloidablagerungen und Neurodegeneration im Gehirn auslösen können«, so Professor Mathias Jucker **(42)**. In der Natur gibt es übrigens zahlreiche Amyloidquellen. Den Feinschmeckern und Freunden der Haute Cuisine könnte der Appetit vergehen, denn auch Gänseleber enthält viel davon. Darüber hinaus werden in der Nanotechnologie Beschichtungen daraus hergestellt – unter den Textilien ist z. B. Seide eine Amyloidquelle **(42)**. Auch wenn es sich hier nicht exakt um Beta-Amyloid handelt, ist es denkbar, dass auch diese Amyloide aus der Umwelt über den Darm ins Gehirn gelangen und dort zu neurologischen Störungen oder auch zur Neurodegeneration führen können. Insgesamt sollten uns die aktuellen Forschungsergebnisse motivieren, bei chronischen Erkrankungen die Aufmerksamkeit vermehrt der *Darm-Hirn-Verbindung* zu widmen. Stuhl- und Verdauungsanalysen, Antikörpertests, Zöliakiediagnostik und Schadstoffanalysen werden vermehrt in das Blickfeld zur Ursachenabklärung gelangen.

7.2 Autismus beginnt im Darm

Vergleiche der Darmflora von Gesunden und Autisten deuten darauf hin, dass Ernährungsfaktoren und Probiotika

Autismus lindern könnten. Prof. Lipkin von der amerikanischen Columbia Universität hat Enzyme und mRNA aus dem Dünndarm von Autisten und Gesunden verglichen. So ist im Dünndarm von Autisten die Menge an mRNA für die Enzymproduktion (u. a. Isomaltase, a-Glucosidase, Laktase) erniedrigt **(14)**. Eine Enzymschwäche bzw. ein Enzymmangel führt zu einer unzureichenden Aufspaltung von Nahrungsmitteln.

Unverdaute morphinähnliche Bausteine aus Kuhmilch- und Getreideprodukten können im Gehirn an Morphinrezeptoren anknüpfen.

Unverdaute Peptide dringen in tiefere Darmabschnitte vor und können – besonders wenn eine erhöhte Darmdurchlässigkeit (Leaky Gut) vorliegt – in den Blutkreislauf und somit auch in das Gehirn gelangen, wo es zu immunologischen Reaktionen kommen kann. Bei unverdauten Eiweißbausteinen kann es sich um Casomorphine und Glutenmorphine handeln, Peptide also, die bei einer unvollständigen Verdauung von Kuhmilchprodukten/Casein und Getreide entstehen. Diese morphinähnlichen Eiweißbausteine, können im Gehirn an Morphinrezeptoren anknüpfen und dort eine Wirkung auslösen, die der des Morphins ähnlich ist. Ob derartige Reaktionen vorliegen, kann man mithilfe von Urinanalysen nachweisen. Die Urinproben können per Post in das Labor geschickt werden **(siehe auch Kapitel 8.5 – Peptidanalysen)**.

Nährstofftherapie bei Autismus

Bei einem unserer autistischen Patienten zeigte die ernährungs- und umweltmedizinische Therapie schon nach relativ kurzer Zeit eine deutliche Besserung. Häufig macht er gleichförmige, sich wiederholende Bewegungen. Er hatte die Angewohnheit, auf Gegenständen herumzubeißen und

Spucke auf Gegenständen zu verreiben. Außerdem beklopfte er häufig Gegenstände mit den Fingern. Der 22-jährige junge Mann war vorher psychomotorisch unruhig und zeigte zumeist ein instabiles oder zu hohes Erregungsniveau mit exzessiver Motorik. Gleichzeitig bestand ein Mangel an Motivation, aktive Tätigkeiten herbeizuführen.

Wenige Wochen nach der Ernährungsumstellung und der Gabe von Mineralstoffen, Vitaminen und Spurenelementen in therapeutischen Dosen trat eine deutliche Änderung des Verhaltens ein. Der Vater schrieb uns: »Wir haben festgestellt, dass unser Sohn durch die Gabe von Nahrungsergänzungsmitteln nach drei Monaten Fortschritte macht, indem er lernbereiter und geduldiger wird, die Aggressionen und der häufige Stuhldrang sind deutlich zurückgegangen.«

Weitergehende Informationen zu umweltmedizinischen Therapiemöglichkeiten bei neurologischen Erkrankungen finden Sie in meinem Buch »Wenn Gifte auf die Nerven gehen. Wie wir Gehirn und Nervensystem durch Entgiftung schützen können.« (Südwest Verlag, München).

7.3 Parkinson beginnt im Darm

Pestizide stehen schon lange im Verdacht, die Parkinsonerkrankung zu begünstigen. Im Jahr 2006 haben Ärzte vom amerikanischen Mayo College of Medicine in Rochester 149 Parkinsonpatienten mit 129 gleich alten Kontrollpersonen verglichen: **Parkinsonkranke hatten mehr als doppelt so häufig Kontakt mit Pflanzenschutzmitteln.** Für sechs andere Kategorien von Haushalts- und Industriechemikalien fand sich kein Zusammenhang **(16)**. Neue Studien am Klinikum Nürnberg unter Leitung von Prof. Erbguth untermauern diese Theorie. Besonders gefährlich scheinen B-HCH (Hexachlorcyclohexan) – ein Organochlor-Pestizid – und das »Pflanzenschutzmittel« (Herbizid) 2,4-Dichlorphenoxy-Essigsäure zu sein. Nervengifte müssen aber nicht unbedingt im Blut nachweisbar sein **(17)**.

Im Februar 2010 berichtet die *Ärzte Zeitung* von Beobachtungen einer Arbeitsgruppe um Dr. Francisco Pan-Motojo der Technischen Universität Dresden, dass erstmals in einem Tiermodell mithilfe eines Pestizides (Rotenon) der natürliche Verlauf der Parkinsonerkrankung nachgeahmt werden konnte.

Das Erstaunliche: Den Forschern sei es gelungen, das Gift über eine Magensonde zu verabreichen, ohne dass die Substanz ins Blut gelangen konnte.

Toxine aus dem Magen-Darm-Trakt können direkt über das enterale Nervensystem ins Gehirn gelangen.

Dies lässt darauf schließen, dass auch beim Menschen Parkinson durch den Magen geht und von Toxinen, Pathogenen oder von pathologischen Stoffwechselprozessen im Magen-Darm-Trakt getriggert wird.

Wie beim Menschen bildeten sich die Proteinaggregate entlang einer Linie von synaptisch verbundenen Nervenzellen, die sich vom enteralen Nervensystem über das Rückenmark in diverse Hirnkerne und schließlich zur Substantia nigra ausbreiten. Wie beim humanen Parkinson zeigten sich dort typische Entzündungszeichen.

Die Beobachtungen lassen darauf schließen, dass die Krankheit im Darm durch toxische Substanzen oder Pathogene ausgelöst werde. Das verwendete Gift Rotenon blockiert die Zellatmung in den Mitochondrien, den Kraftwerken in unseren Zellen. Schon lange werden Störungen der Mitochondrien als Ursache für Parkinson und andere neurologische Erkrankungen – auch Depressionen – diskutiert.

Durch Umweltgifte wie Rotenon können also Multisystemerkrankungen ausgelöst werden – ohne dass die Substanzen in den Blutkreislauf gelangen müssen. Dies wiederum bedeutet, dass Schadstoffanalysen im Blut nur begrenzt aussagekräftig sind. Aus diesem Grund konzentriere ich mich bei meinen Patienten im Rahmen meiner diagnostischen Maßnahmen intensiv auf die Leistungsfähigkeit bzw. Störungen der Mitochondrien, der Zellkraftwerke. Diesbezüglich empfehle ich Stoffwechselanalysen (Metabolic Profiles: Organix, TRIAD), bei denen mindestens 46 organische Säuren und Metaboliten im Urin bestimmt werden. Auf der Basis dieser metabolischen Werte kann eine individuelle Nährstoff- und Entgiftungsbehandlung erstellt werden. **Näheres siehe auch im Kapitel Diagnostik 8.3 – Darm-Dysbiose-Profil/Organix Test.**

Darüber hinaus sind Stuhl- und Verdauungsanalysen sehr wichtig, denn Völlegefühl, Blähungen, Verstopfung und andere Bauchbeschwerden sind bei Parkinsonkranken alles andere als harmlos. Eine Untersuchung an der Universität Lüttich zeigt, dass von 485 Parkinsonpatienten nur 25 Prozent frei von Magen-Darm-Problemen waren. Die gastrointestinalen Störungen wirkten sich sowohl auf motorische als auch neuropsychiatrische Begleitsymptome aus. Angst, Depressionen, Ataxie, Schmerzen und Bewegungsstörungen traten signifikant häufiger bei Patienten mit Bauchbeschwerden auf **(104)**.

7.4 Depressionen durch Entzündungen

Viele Krankheiten gehen einher mit entzündlichen Reaktionen, die wiederum andere Organe des Organismus, auch das Gehirn, beeinträchtigen können. Dies kommt durch zirkulierende Entzündungsmediatoren zustande, die über den Blutkreislauf an alle Organe transportiert werden und dort zu Schädigungen führen können. Man nennt diese Vorgänge auch Komorbiditäten oder Begleitkrankheiten. Die Schuppenflechte (Psoriasis) wird als Hautkrankheit eingestuft, weil sie offensichtlich primär die Hautstruktur zerstört. Bei näherer Betrachtung der Begleitsymptome wird deutlich, dass es zukünftig immer schwieriger werden dürfte, chronische Krankheiten in eine »Schublade« (in diesem Fall in die Kategorie der Hautkrankheiten) einzuordnen. Zu den Komorbiditäten bei der Schuppenflechte zählen auch Gelenkentzündungen, eine erhöhte Herzinfarktrate und auch Depressionen **(81)**. Als Hauptursache für diese Hautkrankheit mit den genannten Begleiterkrankungen kann die Entzündung gesehen werden – Entzündungen, die ihren Ursprung durchaus im Darm haben können. Bei einer Entzündung signalisiert das Immunsystem durch die Freisetzung von bestimmten Signalstoffen dem Gehirn, dass »Krieg herrscht«. Diese Signalstoffe werden Zytokine genannt. Auch bei einem grippalen Infekt werden Zytokine freigesetzt. Nicht das Fieber ist die Ursache des Krankheitsgefühls, sondern die Zytokinproduktion.

Zytokine können wie Hormone Gehirnfunktionen aktivieren – sie überwinden die Blut-Hirn-Schranke.

Die Stress-Antwort des Gehirns auf Zytokine ist: Fieber, Krankheitsgefühl, Müdigkeit, Schlafbedürfnis. Diese Zusammenhänge erklären, warum sich bei Patienten mit Schuppenflechte, die Medikamente bekommen, die das Immunsystem unterdrücken, die Depressionen vermindern **(82)**.

Darmentzündung aktiviert Hirnentzündung – Gliazellen an Gehirnentzündungen beteiligt

Im Gehirn gibt es ganz besondere Zellen, die Gliazellen, die lange Zeit lediglich als passive Stützzellen der eigentlichen Nervenzellen (Neuronen) betrachtet worden sind **(82)**. Glia kann man als Klebemasse übersetzen. In den letzten Jahren sind immer mehr spannende Einzelheiten zu den

Gliazellen bekannt geworden, die zeigen, dass diese Zellen weit mehr Funktionen haben als nur zu stützen. Es handelt sich vielmehr um die Immunzellen des Gehirns. Da sie die Nervenfortsätze und Blutgefäße im Gehirn ummanteln, sind sie bekannt unter dem Begriff Blut-Hirn-Schranke. Gliazellen schützen das Gehirn vor dem Einstrom von aggressiven Substanzen, die im Blutkreislauf zirkulieren. Sie sind beteiligt an Entgiftungsvorgängen und auch an der Regeneration der Neuronen.

Das Spannende ist, dass die Gliazellen mit den Immunzellen des Darms assoziiert sind. Wenn also im Darm Entzündungsprozesse durch Allergien, Bakterien oder Pilze ausgelöst worden sind, gelangen Entzündungsmediatoren oder Zytokine (z. B. Interleukin 6, Interferon) über den Blutkreislauf in das Gehirn, wo sie die Gliazellen aktivieren. Hierdurch kommt es zu Schädigungen der Nervenzellen mit der Folge von Depressionen und andere Störungen der Gehirnfunktionen. Aktivierte Gliazellen können in Einzelfällen noch über zehn Monate ebenfalls Entzündungsmediatoren in die Umgebung abgeben und lokale – aber auch systemische – Entzündungen unterhalten. Auch Medikamente mit immunstimulierender Wirkung können über eine Aktivierung der Gliazellen Depressionen auslösen. Patienten mit Hepatitis oder Multipler Sklerose, die mit Entzündungsmediatoren wie z. B. Interferon behandelt werden, entwickeln häufig Depressionen.

Diese Erkenntnisse führen zu der Überlegung, dass bei allen Gehirnerkrankungen nach entzündlichen Ursachen bzw. Krankheitsprozessen – u. a. im Darm – gefahndet werden muss. Eine Stuhl- und Verdauungsanalyse sowie der Ausschluss von Nahrungsmittelunverträglichkeiten sollten daher zum Routine-Untersuchungsprofil gehören.

Entzündungen und Depressionen durch Zellbotenstoffe (Zytokine)

- Entzündungen vermindern Serotonin, das sogenannte »Glückshormon«.
- Patienten mit Depressionen zeigen eine Immunaktivierung.
- Immunaktivierung bei Tieren verursacht depressionsähnliche Symptome.
- Interferon-Alpha vermindert den Glukosestoffwechsel in Regionen, die mit Depressionen assoziiert sind.
- Interferon-Alpha-Therapie bei Krebspatienten verursacht Depressionen, Angst, kognitive Störungen. Wenn vorher Antidepressiva verabreicht werden (Fluoxetin, Paroxetin) treten diese Symptome nicht auf.
- Wenn Patienten (Hepatitis, MS) mit Zytokinen oder Zytokinstimulatoren behandelt werden, kommt es zu Depressionen.
- Interleukin 6 (IL-6) bleibt als Entzündungsaktivator im Blutkreislauf über Wochen stabil.

Übergewicht verursacht Hirnentzündung

Bei Übergewicht bzw. Fettsucht steigen im Blut Entzündungsparameter an. Übergewicht kann daher als systemische Entzündung betrachtet werden, die auch das Risiko für Depressionen erhöht. Im Juni 2009 ist ein Bericht in der medizinischen Fachpresse erschienen, dem zufolge schon bei übergewichtigen Kindern eine deutliche Erhöhung von »proinflammatorischen und prothrombotischen Markern« wie Zytokinen (Interleukin 6), CRP und Fibrionogen festzustellen ist. Somit drohe in den nächsten Jahren eine dramatische Zunahme von Herz-Kreislauf-Erkrankungen **(83)** und – aus den oben genannten Gründen – auch eine dramatische Zunahme bei den Nerven- und Gehirnerkrankungen wie Depressionen. Die *Ärzte Zeitung* berichtet im August 2009 über Forschungsergebnisse der Universität Pittsburgh, dass Fettleibigkeit (Body Mass Index über 30) offenbar mit einer messbaren Verringerung des Gehirnvolumens assoziiert sei **(84)**.

In der Reihe *Neue Wege zur Gesundheit (Ausgabe 43)* habe ich das Thema Depression weiter vertieft: »*Depression: Krankheit oder Symptom? Wie Entzündungen, Umweltgifte, Nahrungsmittel und Nährstoffmangel den Gehirnstoffwechsel beeinflussen.*« Die Publikation kann man kostenlos von folgenden Internetseiten herunterladen: www.nwzg.de und www.umweltmedizin.org.

7.5 Darm-Leber-Gehirn

Mehr als 5 Millionen Menschen leiden in Deutschland an Lebererkrankungen. Als Grund hierfür nennt Prof. Claus Niederau anlässlich des 11. Deutschen Lebertages im November 2010 zu viele Gift- und Nährstoffe, die das Organ im Oberbauch nicht mehr verstoffwechseln kann. Die Ursachen sind Übergewicht, mangelnde Bewegung, Alkohol, Medikamente und fettreiches und einseitiges Essen. Wer übermäßig viel Fett zu sich nimmt, sich kaum bewegt und am Feierabend zu tief ins Glas schaut, stellt die Entgiftungszentrale vor unlösbare Aufgaben schreibt Michael Schloder **(75)**. Die Folge: Die Leber wächst. Erst bei einer deutlichen Vergrößerung des Organs nimmt man Symptome wie Druckgefühl im rechten Oberbauch – dort sitzt die Leber –, Müdigkeit und Konzentrationsstörungen wahr.

Müdigkeit und Konzentrationsstörungen können Anzeichen einer Lebererkrankung sein.

Durch Getreide kann die Leber stark beeinträchtigt werden – wie z. B. bei der glutensensitive Enteropathie/ Zöliakie. Bei 10 Prozent der Patienten ist eine chronische Hepatitis oder sogar eine Zirrhose nachweisbar. Die Darm-Leber-Verbindung wird u. a. auch dadurch deutlich, dass es zu einer Verbesserung der Leberwerte (Transaminasen) kommt, wenn die Zöliakie geheilt worden ist **(105) (siehe auch Kapitel 3 – Zöliakie)**. Auch der regelmäßige Verzehr von Fastfood kann zu einem Leberschaden führen, wie es Morgan Spurlock in seinem Film »Super Size Me« am eigenen Leib erfahren hat **(siehe Kapitel 4.1)**.

Die Auswirkungen sind unter anderem Störungen bei der Blutgerinnung oder Flüssigkeitsansammlungen in Bauch und Beinen. Auch die Gallenflüssigkeit wird dann von der Leber nicht mehr in ausreichender Menge produziert, was Blähungen, Fettverdauungsstörungen und Nährstoffverluste mit sich bringt. Entzündungs- und Gärprozesse im Darm können u. a. zur Bildung von leber- und neurotoxischen Stoffwechselprodukten wie Ammoniak, D-Milchsäure und Arabinitol führen. **(siehe Kapitel 8.3 – Dysbiose-Marker)**

Die Darmtherapie ist ein wesentlicher Baustein bei der Behandlung von Leber- und Gehirnerkrankungen.

Eine differenzierte Stuhl- und Verdauungsanalyse sowie eine Bestimmung der Stoffwechselgifte (organische Säuren) im Urin kann dem Arzt bei der Wahl der therapeutischen Maßnahmen sehr hilfreich sein. Der Leberstoffwechsel kann mit Phytotherapeutika (z. B. Mariendistelfrüchte-Extrakt, Curcumin) und mit körpereigenen Schutzsubstanzen wie Glycin, Alpha-Liponsäure, Glutathion unterstützt werden. Es handelt sich hierbei um leber- und neuroprotektive Substanzen. Sie sind in der Lage, die Blut-Hirn-Schranke zu überwinden und oxidative Prozesse im Gehirn- und

Nervensystem sowie in der Leber abzuschwächen. Auch Vitamin E gehört zu den Leberschutzsubstanzen.

Wenn es gelingt, die Darmökologie positiv zu beeinflussen, bedeutet dies auch eine Reduzierung der Belastung der Leber durch toxische Stoffwechselprodukte, die von pathogenen Bakterien, Pilzen und Parasiten freigesetzt werden.

Tiefergehende Informationen über die Behandlung von neurologischen Erkrankungen finden Sie auch in meinem Buch »Wenn Gifte auf die Nerven gehen« (Südwest Verlag, München).

7.6 Reizdarm durch Mikroentzündungen und Neurotransmitter

Das Forscherteam vom TUM-Lehrstuhl für Humanbiologie unter der Leitung von Prof. Michael Schemann hat kürzlich beschrieben, dass offenbar Mikroentzündungen in der Schleimhaut eine Sensibilisierung des Darmnervensystems auslösen und damit Ursache für das Reizdarmsyndrom sind. Mit ultraschnellen optischen Messverfahren konnten die Forscher nachweisen, dass Botenstoffe von Mastzellen und enterochromaffinen Zellen die Nervenzellen im Darm direkt aktivieren. Diese Überempfindlichkeit des Darmnervensystems bringt die Kommunikation zwischen Darmschleimhaut und -nervensystem durcheinander, so Projektleiter Prof. Schemann: »Die irritierte Darmschleimhaut setzt nun vermehrt neuroaktive Körpersubstanzen wie Serotonin, Histamin und Proteasen frei. Dieser körpereigene Cocktail könnte also die eigentliche Ursache der unangenehmen Reizdarmbeschwerden sein«.

Mikroentzündungen können auch durch Zusatzstoffe in Nahrungsmitteln, beispielsweise Titandioxid und Aluminium, ausgelöst werden: **siehe Kapitel 4 – Intoleranzen**.

8 Diagnostik

8.1 Genetische Stuhlanalysen

Eine gesunde Stuhl- und Verdauungsfunktion ist nötig für einen adäquaten Ernährungsstatus. Störungen können alle Bereiche des gesunden Organismus betreffen: Bauchschmerzen, starke Blähungen, Reizdarm, Verstopfung, Durchfall, unerklärliche Hautkrankheiten (Ekzem, Neurodermitis), Migräne, Muskel- und Gelenkschmerzen, Schlafstörungen, chronische Erschöpfung, Schwindel, Missempfindungen, Stimmungsschwankungen, Koordinations- und Verhaltensstörungen und andere neurologische Erkrankungen.

Deshalb betrachten Umwelt- und Ernährungsmediziner die neue DNA-Stuhlanalyse als Basisdiagnostik für alle chronischen Erkrankungen. Der Test wird von dem renommierten US-amerikanischen Labor *Metametrix* in Atlanta unter dem Namen ***GI-Effects*** angeboten und ist exklusiv im IFU-Diagnostic Center in Wolfhagen erhältlich.

Durch die neuen genetischen Stuhlanalysen werden transportbedingte Fehlbesiedelungen ausgeschlossen.

Der neue Stuhltest beinhaltet die wesentlichen Schlüsselkomponenten eines gesunden Darmmilieus, wie etwa die freundlichen Darmbakterien (Laktobazillen, Bifidobakterien), anaerobe Bakterien, Hefepilze, Parasiten, opportunistische und krank machende Keime wie Helicobacter pylori und Clostridium difficile, Entzündungsmarker, Immun- und Verdauungsfunktion, Resorption, okkultes Blut, Adipositas-Index und Getreideunverträglichkeit (Gliadin-Antikörper). Bei der mikrobiologischen Untersuchung wird die moderne PCR (Polymerase Kettenreaktion) eingesetzt. Hierdurch ist es möglich, alle Mikroorganismen, die sich am Tage der Entnahme im Darm befunden haben, aufzufinden – und das ohne transportbedingte Veränderungen der Keimzahlen. Auch Keime, die nach der herkömmlichen Methode (Wachstum auf Nährböden) nur schwer nachweisbar sind, können mit der neuen DNA-Methode nachgewiesen werden.

Mithilfe der bisher üblichen kulturellen Anzüchtung gelingt es nur, etwa ein Fünftel der Bakterienspezies im menschlichen Körper zu identifizieren **(74)**.

Am Rheumatologenkongress im November 2010 in Atlanta wurden Bakterien als Ursache von Autoimmunerkrankungen diskutiert. Die Arbeitsgruppe um Dr. Jose U. Scher von der Universität in New York hat aufgrund der wenig hilfreichen üblichen mikrobiologischen Tests deshalb bei ihren Forschungen an Patienten mit rheumatoider Arthritis schon die neuen genetischen Bakterientests auf der Basis von DNA-Sequenzierung eingesetzt **(74)**.

In den Standardlabors werden die Ergebnisse der Keimzahlen als Kolonien bildende Einheiten bzw. Colony Forming Units/CFU mitgeteilt. Eine CFU ist äquivalent mit einem Mikroorganismus. Bei der neuen DNA-Technik bedeutet jedes gefundene Genom eine Zelle oder eine CFU. Eine Störung der Mikroflora kann durch verschiedene Ursachen bedingt sein **(siehe Kapitel 2 – Kasten auf S. 30)**.

Die Vorteile der neuen DNA-Stuhlanalyse (GI-Effects)

Größere Genauigkeit: Mikrobiologische DNA-Analysen erhöhen die Genauigkeit der Analysenergebnisse bezüglich aerober und auch anaerobe Keime

Antibiotikumresistenzen: Die Analyse liefert eine genotypische Resistenzbestimmung, d.h. Therapeuten können die notwendige Antibiotikumtherapie optimieren, indem sie keine Zeit verlieren, falls resistente Bakterien im Darm vorhanden sind und nicht auf das betreffende Antibiotikum ansprechen. Wenn in der DNA-Analyse eine Antibiotikumresistenz festgestellt wird, sollte aufgrund von möglichen Parallelresistenzen die betreffe Substanzgruppe nicht verabreicht werden. Auch Methicillin-resistente Stämme werden bei dieser Untersuchung erfasst.

Einfache Probennahme: Während bei herkömmlichen Tests häufig Stuhlproben von mehreren Tagen erforderlich sind, ist für den neuen genetischen Stuhltest nur eine Probe notwendig. Dies wird von den Patienten als besonders praktisch und angenehm empfunden.

Keine transportbedingten Fehler (Keimwachstum): Der Probentransport stellt eine erhebliche Fehlerquelle dar, da sich Pilze und Bakterien weiter vermehren bzw. absterben. Für die DNA-Analyse wird u.a. ein spezielles Probenröhrchen verwendet, das das Wachstum von Keimen stoppt. Hierdurch erhält man ein **exaktes Bild der mikrobiologischen Balance** am Tage der Probennahme.

Verbesserte Sensitivität bei Parasiten: Während bei herkömmlichen Stuhltests etwa 25.000 Zellen pro Gramm Stuhl benötigt wurden, reichen mit der neuen Testmethode bereits fünf (!) Zellen, das bedeutet eine **5000-fache Verbesserung der Sensitivität**.

Keine Zusatzkosten, weil alle Keime (Bakterien, Pilze, Parasiten und Würmer) im Untersuchungsspektrum enthalten sind.

8.2 Blutanalyse auf Pilze: Candida-Immun-Komplex (CIK)

Auch wenn bei einer Stuhlanalyse keine Pilze nachweisbar sind, kann dennoch ein Pilzwachstum in den oberen Darmabschnitten vorliegen. Wenn Pilzkulturen eine Proteaseaktivität aufweisen und in tiefere Schleimhautschichten eingedrungen sind, lassen sie sich über die üblichen Stuhltests nicht nachweisen. In diesem Falle ist eine Blutuntersuchung sinnvoll. Bei dem IFU-Candida-Test wird neben anderen Antikörpern der Candida-Immun-Komplex (CIK) im Blut bestimmt. Der CIK enthält Candida-Antigen, IgG-Candida-Antikörper und Komplementfaktoren.

Übliche Bluttests korrelieren oft nicht mit den klinischen Symptomen des Patienten. Mit der Bestimmung des Candida-Immun-Komplexes (CIK) wurde dagegen bereits 1987 von Dr. Alan Broughton ein neuer Marker zur Beurteilung des Candida Overgrowth (Candida Überbesiedelung) entwickelt. Er stellt einen objektiven, hochspezifischen und sensiblen Marker für Candida Overgrowth dar. Untersuchungen von Dr. Stuart Lanson ergaben, dass 80 Prozent der Patienten, die einen erhöhten CIK-Spiegel und auch entsprechende Krankheitssymptome aufwiesen, auf eine Antipilzbehandlung positiv ansprachen. Hierbei fiel der Immunkomplex-Spiegel, wenn die Candida-Belastung abnahm. Der Original-Test kann im IFU–Diagnostic Center in Wolfhagen durchgeführt werden.

8.3 Urintest: Darm-Stoffwechsel (Dysbiose-Marker/Pilz- und Bakteriengifte)

Der russische Wissenschaftler Elie Metchnikoff (1845–1916) prägte den Begriff der Dys-Symbiose oder Dysbiose, womit er die Imbalance der mikrobiologischen Besiedelung des Darms meinte. Wenn diese mikrobiologische Balance gestört ist und sich opportunistische oder pathogene Bakterien stark vermehren, vermindert sich die Zahl der freundlichen Bakterien (predominant bacteria), wobei folgende Beschwerden auftreten können: verstärkte Gasbildung, Bauchschmerzen und Krämpfe. Parallel zur Darmsymptomatik treten häufig neurologische Beschwerden auf: Erschöpfung, Schwindel, Denk- und Konzentrationsstörungen, Schlafstörungen, Aggressivität, ADHS, Autismus, Depressionen und Migräne **(siehe Kapitel 2 – Darmflora**).

Im Folgenden möchte ich einige Stoffwechselgifte, die von Pilzen und Bakterien im Darm gebildet werden, kurz beschreiben. Es handelt sich um metabolische Substanzen, die mit einem einfachen Urintest ermittelt werden können (Original Organix Test von Metametrix/USA). Die Teströhrchen können per Post verschickt werden.

Da die Stoffwechselprodukte, die von Mikroorganismen im Darm gebildet werden, mit dem Urin ausgeschieden werden, erlaubt eine Urinanalyse Rückschlüsse auf den Zustand der Darmflora – auch des Dünndarms.

D-Arabinitol

Bei den im Urin nachweisbaren Substanzen handelt es sich um Stoffe, die in der Regel vom menschlichen Organismus nicht bzw. nur in sehr geringen Mengen hergestellt werden können, wie z. B. **D-Arabinitol**. Es handelt sich hierbei um einen Zuckeralkohol, der in Zusammenhang mit einem invasiven Hefewachstum (Candida) steht. Es kann neurologische Funktionen beeinträchtigen. Auch wenn im Stuhltest keine Pilze nachweisbar sind, weil die Pilzbesiedelung im Dünndarm oder tieferen Darmschichten stattfindet, deutet ein positiver D-Arabinitol-Wert auf ein Pilzproblem hin.

D-Milchsäure (D-Laktat)

Auch die D-Laktat kann ein Grund für neurologische Störungen sein. Die Ursache einer verstärkten Bildung von

D-Laktat aus dem Überangebot nicht resorbierbarer Kohlenhydrate (insbesondere Fruktose und Glukose) ist eine veränderte anaerobe Darmflora im Dick- und Dünndarm (z.B. bei einer Überbesiedelung mit freundlichen Darmbakterien!). Falls freundliche Darmbakterien (Probiotika/ Laktobazillenpräparate) eingenommen werden, sollte dies für vorübergehend beendet werden.

Indikan

Auch ein erhöhter **Indikanwert** im Urin weist auf eine bakterielle Fehlbesiedelung des Darms hin. Indikan entsteht durch mikrobiellen Abbau der essenziellen Aminosäure Tryptophan. Der Grund hierfür kann eine gestörte Proteinverdauung sein, die auch zu Fäulnis- und Gärprozessen führt. Eiweissfäulnisprodukte können als potentielle Karzinogene bzw. Cokarzinogene gelten. Eine Reduzierung des Proteinverzehrs und die Einnahme von Enzymen und freundlichen Darmbakterien kann empfohlen werden **(siehe Kapitel 6 – Enzyme)**.

Dihydroxyphenylpropionat

Nach einer Antibiotikatherapie kann es zu einer Besiedelung des Darms mit Clostridien kommen. In solchen Fällen kann im Organix Urintest die Markersubstanz 3,4-Dihydroxyphenylpropionat nachgewiesen werden. Eine Behandlung mit probiotischen Bakterienstämmen und die Einnahme von antientzündlichen Wirkstoffen wie Curcumin kann hilfreich sein.

Tricarballylate

Tricarballylate (Propan 1,2,3 Carboxylsäure) kann von Bakterien im Darm gebildet werden. Es hat eine hohe Affinität zu Magnesium und kann daher die Resorption von Magnesium behindern (Magnesium-Chelator). Auch andere Mineralien wie Zink und Kalzium sind hiervon betroffen.

Bei Wiederkäuern konnten durch diese Carboxylsäure verursachte schwere Magnesiumdefizite mit Tetanie beobachtet werden. Im Zitronensäurezyklus (Krebszyklus) behindert sie Aconitat und verursacht somit Störungen im Energiestoffwechsel. Tricarballylate kann bei übermäßiger Ernährung mit kohlenhydratreicher pflanzlicher Kost ansteigen. Wenn im Urin Tricarballylat nachweisbar ist, rate ich meinen Patienten, den Verzehr von Kohlenhydraten einzuschränken und Probiotika einzunehmen. Darüber hinaus kann eine Mineralstoffsubstitution (Magnesium, Kalzium, Zink) erforderlich sein.

Benzoat und Hippurat

Als Ursache für **erhöhte Benzoat- und Hippuratwerte** kommt eine verstärkte Benzoatzufuhr über die Nahrung (Softdrinks, konservierte Nahrungsmittel etc.) in Betracht, wenn keine anderen bakteriellen Marker erhöht sind. Bakterien im Darmtrakt verstoffwechseln Polyphenole (wie Catechin aus Tee, Wein, Cidre) in Benzoesäure, die als Hippursäure ausgeschieden wird. Auch eine bakterielle Fehlbesiedelung (intestinale Dysbiose) kann zu einer erhöhten Benzoatproduktion führen. Zur Abklärung einer bakteriellen Fehlbesiedelung sollte eine Stuhlanalyse durchgeführt werden. Die Einnahme von **Glycin** verstärkt die Ausscheidung von Benzoaten.

Phenylessigsäure

Als Ursache für **erhöhte Phenylacetatwerte** (Phenylessigsäure/PAA) kommen u.a. eine gestörte Darmflora (z.B. nach Antibiotikatherapie, Dysbiosen und Pilzinfektionen) sowie Verdauungsstörungen in Betracht. Wenn die essenzielle Aminosäure Phenylalanin im Dünndarm nicht genügend verdaut und absorbiert wird, wird sie in den Dickdarmbereich transportiert und dort über anaerobe Bakterien zu Phenyl-Essigsäure deaminiert. Zu empfehlen ist die Einschränkung des Zucker- und Eiweißverzehrs. Die Einnahme von Probiotika (z. B. Laktobazillen, Bifidobakterien) kann hilfreich sein.

Entzündungsmarker (Quinolinsäure, Picolinsäure)
Im kompletten Organix-Urin-Test werden u. a. die folgenden Entzündungsmarker nachgewiesen, die zu einer Beeinträchtigung von Gehirn und Nervensystem führen. Auch ein erhöhter Vitamin-B_{12}-Bedarf kann über den Organix-Urintest nachgewiesen werden **(siehe Kapitel 8.3)**.

Quinolinate (Quinolinsäure) wird wie Kynurenin von Makrophagen freigesetzt, die z. B. durch L-Tryptophan bzw. Interferon-Gamma stimuliert werden. Quinolinsäure gilt als Hinweis für entzündliche Reaktionen (Bakterien, Viren, Pilze, Parasiten) und ist **stark neurotoxisch.** Quinolinsäure setzt im Gehirn einen biochemischen Prozess in Gang, der als *Kynurenin-Pathway* bezeichnet wird. Hohe Werte weisen auf einen gestörten Tryptophanstoffwechsel hin. Die Immunvorgänge im Gehirn werden stark aktiviert, wodurch Depressionen auftreten und auch Nervenzellen absterben können **(siehe Kapitel 7.4)**.

Durch eine Überstimulation von NMDA-Rezeptoren kommt es zum Untergang von Nervenzellen und einem permanenten Abbau von Hirnfunktionen. Australische Forscher der Universtität of New South Wales (Prof. Bruce Brew et al.) fanden, dass die Gehirne aller untersuchten Alzheimerpatienten eine Quinolinsäure-Vergiftung aufwiesen. Empfehlung: Die Ursachen der Entzündungsreaktion sollten abgeklärt werden (Parasiten, Pilze, Allergien?).

Therapie: Antioxidantien (Vitamin C und E, Alpha-Liponsäure, Glycin); probiotische und antiinflammatorische Behandlung; Vitamin E (besonders Gamma E) und Omega-3-Fischölprodukte können hilfreich sein.

Achtung: Die Einnahme von L-Tryptophan verstärkt die Quinolinsäurebildung und ist daher kontraindiziert.

Kynurenat ist ein Marker für Vitamin-B-Defizit. Bei Entzündungen und immunologischen Abwehrreaktionen wie die durch Gamma-Interferon induzierte Makrophagenstimulation wird Kynurenat freigesetzt. Bei proteinreicher Kost oder L-Tryptophan-Supplementierung kann Kynurenat ansteigen.

Picolinate ist ein potenter Aktivator von **Entzündungsprozessen**. Eine antiinflammatorische Behandlung mit Vitamin E (besonders Gamma E) und Omega-3-Fischölprodukten kann hilfreich sein. Die Einnahme von Picolinsäure-Supplementen sollte beendet und der Eiweißverzehr reduziert werden.

Der Darm-Dysbiose-Test im Urin kann bei folgenden Erkrankungen hilfreich sein:

- Verhaltensstörungen
- Chronische Erschöpfung (CFS)
- Depression
- Lernschwäche
- Kopfschmerzen
- Immunstörungen
- Nährstoffdefizite
- Schlafstörungen
- Reizdarmsyndrom (IBS)
- Gelenkschmerzen
- Nahrungsmittelallergien
- Hauterkrankungen, Akne

Vitamin-B_{12}-Kontrolle (Methylmalonsäure im Urin)

Störungen im Verdauungstrakt und verschiedene Medikamente (Säureblocker) können zu einem Vitamin-B_{12}-Mangel führen. B_{12} ist wesentlich beteiligt an der Proliferation (Wachstum), Reifung und Regeneration von Nervenzellen.

Im Alter ist ein Vitamin-B_{12}-Mangel verbreitet, obwohl er selten diagnostiziert wird. Dies liegt daran, dass einerseits typische Symptome komplett fehlen können und der Arzt daher diesbezüglich keinen Verdacht hat und andererseits, weil Vitaminbestimmungen nicht zu den Routineuntersuchungen in den Arztpraxen zählen. Sie werden von den Kostenträgern in der Regel als nicht notwendige medizinische Leistungen eingestuft. Außerdem sind Vitaminbestimmungen im Blut mit Ausnahme von Vitamin D_3 nicht aussagekräftig. Prof. Wolfgang Herrmann bezeichnet Vitamin-B_{12}-Bestimmungen im Serum als »später, relativ unsensitiver und unspezifischer Biomarker des B_{12}-Mangels«.

Bei einem Vitamin-B_{12}-Mangel scheidet der Organismus vermehrt die organische Säure Methylmalonsäure (Methylmalonic Acid/MMA) aus. Obwohl der Vitamin-B_{12}-Wert im Blut normal oder sogar erhöht sein kann, kann auf zellulärer Ebene ein erhöhter B_{12}-Bedarf bestehen. Bei Schwermetallbelastungen (Quecksilber, Blei) kann das normale Vitamin B_{12} (Cobalamin) nicht in das besonders in den Nervenzellen benötigte Methyl-Cobalamin umgewandelt werden. In diesen Fällen können Entgiftungstherapien und die Einnahme eines speziellen Vitamin-B-Präparates mit Methyl-B_{12} hilfreich sein. Durch den massenhaften Einsatz von Säureblockern **(siehe Kapitel 5)** rechne ich zukünftig mit einem vermehrt auftretenden B_{12}-Mangel.

8.4 Urintest: Leaky-Gut-Test (Darmdurchlässigkeit)

Beim Leaky-Gut handelt es sich um eine erhöhte Durchlässigkeit (Permeabilität) der Darmschleimhaut. Als Testsubstanzen zur Überprüfung der intestinalen Permeabilität werden Mannitol und Lactulose verabreicht. Es erfolgt eine anschließende Urinuntersuchung. Ist der Mannitolwert im Urin erniedrigt, deutet dies auf eine erniedrigte Darmper-

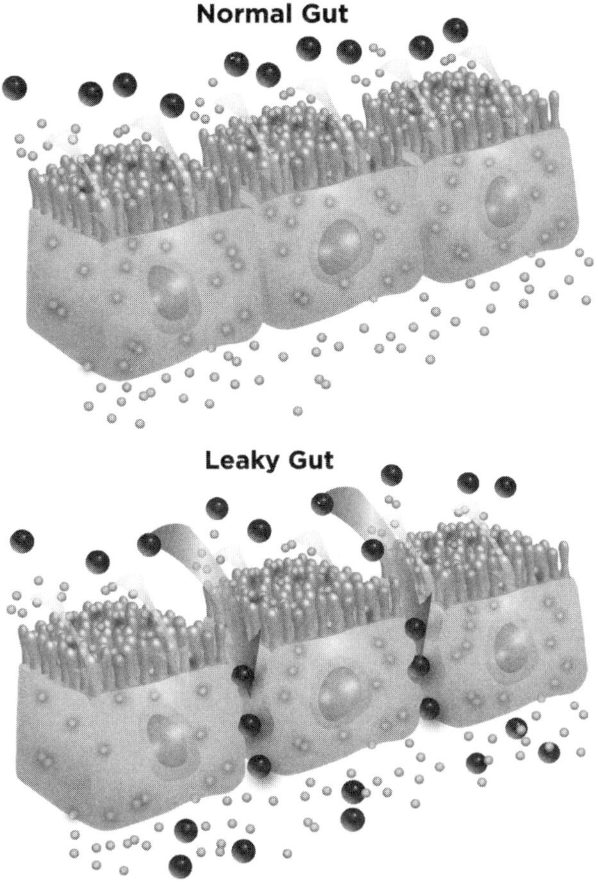

Abb. 7a: Gesunde Darmschleimhaut mit intakter Darmbarriere
Abb. 7b: Entzündete Darmschleimhaut mit erhöhter Durchlässigkeit (Leaky Gut)
(Quelle: Genova Diagnostics, USA)

meabilität hin (transzelluläre Permeabilität). Hierdurch kommt es zu einer verminderten Aufnahme von Nährstoffen (Malabsorption). Ein niedriger Mannitolwert bei diesem Test ist u. a. assoziiert mit einer Glutensensitivität/ Glutenenteropathie bzw. kann ein Hinweis auf eine Zerstörung der intestinalen Mikrovilli sein.

Wenn im Urin erhöhte Laktulosewerte bzw. ein erhöhter Lactulose/Mannitol-Quotient festgestellt wird, deutet dies auf eine erhöhte Durchlässigkeit der Darmschleimhaut, ein sogenanntes **Leaky-Gut-Syndrom** hin. Hierbei kommt es zu einem verstärkten Einstrom von Makromolekülen (Eiweiße, unverdaute Nahrungsmittel, Bakterienfragmente, Toxine) durch die Zellzwischenräume in das Blut. Dadurch kommt es zu einer erhöhten Gesamtkörperbelastung durch große Moleküle, die zu einer Belastung der Leber und des Immunsystems führt. Dies wiederum führt zu einer Aktivierung immunologischer Reaktionen wie Allergien und zu systemischen Entzündungsreaktionen.
Bei einem positiven Leaky-Gut-Test (Abb. 8) können erhöhte Laktulose und Mannitolwerte im Urin nachgewiesen werden. Die therapeutischen Maßnahmen sollten darauf abzielen, die Darmbarriere wiederherzustellen, wobei zunächst Nahrungsmittelallergien und mikrobiologische Fehlbesiedelungen abgeklärt werden müssen. Ein weiterer Hinweis auf eine Leaky Gut kann sich aus einem positiven Nahrungsmitteltest (Allergix) ergeben (Abb. 9).

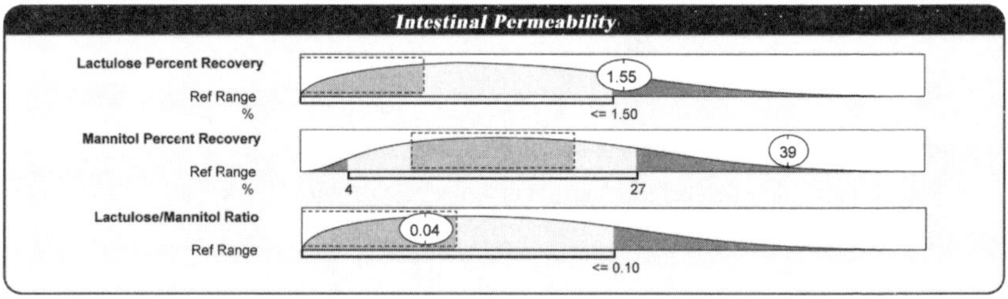

Abb. 8: Hohe Laktulose und Mannitolwerte im Urin zeigen eine erhöhte Darmdurchlässigkeit (Leaky Gut). Quelle: Genova Diagnostics, USA.

Abb 9: Deutliche Reaktionen im Allergix-Test gegen mehr als 5 Lebensmittel (Kuhmilch,Ei, Malz, Cashew etc) sprechen für eine erhöhte Durchlässigkeit des Darmes (Leaky Gut). Neben diätetischen Maßnahmen ist eine Darmtherapie zu empfehlen.

0075 IgG4 Food Antibodies (90 Antigens)

	Results ng/mL	Response	Class
Dairy/Meat/Poultry			
Beef	<10		
Casein	>2000	Severe	+5
Chicken	9		
Egg, White	>2000	Severe	+5
Egg, Yolk	1358	Severe	+5
Lamb	<10		
Milk	>2000	Severe	+5
Pork	<10		
Turkey	<10		
Fish/Shellfish			
Clam	<10		
Codfish	<10		
Crab	<10		
Flounder	<10		
Halibut	<10		
Lobster	<10		
Mackerel	<10		
Oyster	<10		
Salmon	<10		
Shrimp	<10		
Trout	<10		
Tuna	<10		
Fruits			
Apple	<10		
Apricot	<10		
Banana	<10		
Blueberry	<10		
Cantaloupe	<10		
Cranberry	<10		
Grape	<10		
Grapefruit	27		
Honeydew	<10		
Lemon	<10		
Orange	<10		
Peach	<10		
Pear	<10		
Pineapple	110	Mild	+2

	Results ng/mL	Response	Class
Legumes			
Bean, String	11		
Lentil	16		
Lima Bean	<10		
Navy Bean	30		
Pea, Green	<10		
Peanut	31		
Pinto Bean	<10		
Soybean	22		
Miscellaneous			
Aspergillus	<10		
Black Pepper	13		
Chocolate	<10		
Cinnamon	<10		
Coffee	12		
Ginger	<10		
Malt	220	Mod	+3
Tea	<10		
Vanilla	<10		
Yeast, Baker's	<10		
Yeast, Brewer's	16		
Nuts/Seeds			
Almond	150	Mild	+2
Cashew	>2000	Severe	+5
Coconut	<10		
Pecan	<10		
Pistachio	>2000	Severe	+5
Sesame	28		
Sunflower	69	Mild	+1
Walnut	<10		

Class Definitions:

Class	Cutoffs
Negative	0-40
Mild (+1/+2)	80/150
Moderate (+3/+4)	500/900
Severe (+5)	> 900

Methode: IgG_4-Antikörper Test. Neue ELISA-Technologie; Metametrix, USA.

8.5 Peptidanalyse (Gluten- und Casomorphine)

Mit einer neuen Urinanalyse kann abgeklärt werden, ob die neurologischen bzw. psychiatrischen Symptome durch morphinähnliche Eiweißbruchstücke ausgelöst oder verstärkt werden. Alle gemessenen Substanzen zählen nicht zu den üblichen Stoffwechselprodukten des menschlichen Organismus, sie stammen aus der Nahrung. Teströhrchen können im Institut für Umweltmedizin in Wolfhagen angefordert werden. Die Urinprobe kann auf dem Postwege verschickt werden. Zunächst wird analysiert, ob der Gesamtanteil an Peptidfraktionen erhöht ist. Dies gilt als Hinweis für eine erhöhte Durchlässigkeit der Darmschleimhaut. Anschließend werden fast 30 Peptidfraktionen aus Nahrungsmitteln und auch Wirkstoffe, die als Serotonin-Wiederaufnahme-Stimulator (Serotonin Reuptake Stimulators – SRS) bezeichnet werden, bestimmt. SRS reduzieren die Verfügbarkeit von Serotonin im Gehirn. Von besonderem Interesse ist ein Tryptophan-Stoffwechselprodukt, das sowohl die Darmdurchlässigkeit erhöht (Leaky Gut) als auch die Durchlässigkeit der **Blut-Hirn-Schranke**. Dieser Metabolit heißt Indolyl Acrylolyl Glycin (IAG). Patienten, die am autistischen Symptomenspektrum (ASD – Autistic Spectrum Disorder) leiden, scheiden deutlich höhere IAG-Mengen mit dem Urin aus als beschwerdefreie Personen. **(siehe auch Kapitel 3.3)**

8.6 Der H_2-Atemgas-Test (Laktose-Fruktose-Intoleranz)

Wie in Kapitel 4.6 beschrieben, leiden etwa 20 bis 25 Prozent der Deutschen an einer mehr oder weniger stark ausgeprägten Laktoseintoleranz. Häufig werden die Beschwerden nicht mit Milchzucker in Verbindung gebracht, weil die Reaktionen verzögert auftreten. Zur einfachen Abklärung einer Laktoseintoleranz kann eine Atemgasanalyse durchgeführt werden.

Gase, die sich im Darm bilden, wie Wasserstoff und Methan, werden über die Lunge abgeatmet und können somit leicht zur Überprüfung einer Milchzuckerunverträglichkeit herangezogen werden. Es ist wichtig, beide Gase zu bestimmen, weil evtl. vorhandene Fäulnisgase (Methan) den Wasserstoff im H_2-Atemgastest stören können. Ähnlich wie beim Fruktose-Test nimmt der nüchterne Patient 25 Gramm Milchzucker ein und pustet jeweils im Abstand von einer Stunde in spezielle Vakuumröhrchen. Benötigt werden vier Proben. Abb. 10 zeigt einen deutlichen Anstieg von Wasserstoff innerhalb von drei Stunden nach Einnahme des Laktosetestgetränks. Alle vier Methanwerte (CH_4) bleiben stabil niedrig, d.h. der Patient bildet im Darm kein Fäulnisgas. Wenn die Werte schon vor der Einnahme des Testgetränks erhöht sind, spricht dies für eine bakterielle Fehlbesiedelung des Dünndarms **(siehe auch Kapitel 2.5)**.

Ähnlich funktioniert der Fruktose-Test. Die Teströhrchen können im IFU-Diagnostic Center auf der Internetseite www.umweltmedizin.org bzw. direkt über die Mailadresse info@ifu-wolfhagen.de angefordert werden. Ein vorheriger Arztbesuch ist nicht zwingend erforderlich. Jeder kann die Testsets anfordern und die Proben per Post verschicken.

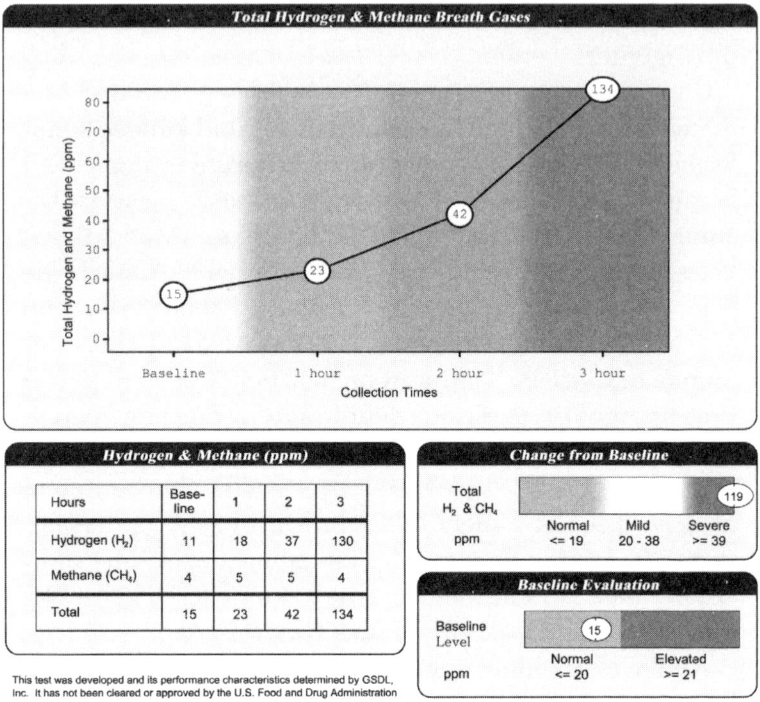

Total Hydrogen & Methane Breath Gases

Hydrogen & Methane (ppm)

Hours	Baseline	1	2	3
Hydrogen (H_2)	11	18	37	130
Methane (CH_4)	4	5	5	4
Total	15	23	42	134

This test was developed and its performance characteristics determined by GSDL, Inc. It has not been cleared or approved by the U.S. Food and Drug Administration

Change from Baseline

Baseline Evaluation

Abb. 10: Positive Atemgasanalyse: schwere Laktoseintoleranz (Quelle: Genova Diagnostics, USA).

8.7 Blutanalysen

Nahrungsmitteltest: Allergix IgE-Test

IgE-Nahrungsmitteltests messen spezifische Immunglobuline des Typs E gegen Nahrungsmittel. Diese Antikörper werden bei den sogenannten allergischen Sofortreaktionen gemessen. Die meisten Patienten mit Pollenallergien haben auch Nahrungsmittelallergien, die sogenannten Kreuzallergien. Wenn man auf Birkenpollen reagiert, können auch Symptome nach dem Verzehr von Stein- und Kernobst, Nüssen, Kartoffeln und Karotten auftreten.

Häufig werden spezifische IgE-Antikörper bei Patienten mit Neurodermitis und Asthma gemessen. Hohe IgE-Antikörperwerte können auf starke, auch lebensbedrohliche Symptome hinweisen – besonders nach Erdnuss, Haselnuss und Seefisch. Aber auch alle anderen Nahrungsmittel können bei empfindlichen Personen zu lebensbedrohlichen Reaktionen führen. In meiner Praxis habe ich eine anaphylaktische Schockreaktion nach einem oralen Provokationstest mit 50 Milliliter Kuhmilch erlebt. Innerhalb von zehn Minuten kam es bei einer 30-jährigen Patientin zu einer heftigen Gesichtsschwellung einhergehend mit einem akuten Asthmaanfall, Hautrötung und starkem Juckreiz. Durch eine sofort eingeleitete Notfalltherapie konnte die Patientin gerettet werden.

Diese Nahrungsmittel gelten nach Angaben der amerikanischen Gesundheitsbehörde (FDA) zu den häufigsten Allergenen und sind daher Bestandteil des Allergix-IgE-Tests:

- Kuhmilch
- Eier
- Seefisch (Kabeljau, Schellfisch)
- Krustentiere (Krabbe, Shrimp, Hummer)
- Nüsse (Haselnuss, Walnuss, Mandel, Erdnuss)
- Weizen
- Soja

Nahrungsmitteltest: Allergix IgG_4-Test

Bei der neuen zum Patent angemeldeten Blutanalyse werden Nahrungsmittel-Antikörper gemessen, die aufgrund einer erhöhten Darmdurchlässigkeit (Leaky Gut) im Blut gebildet werden. Da sie sich von den klassischen IgE-vermittelten Allergien unterscheiden, sprechen wir von *Nahrungsmittelunverträglichkeit vom verzögerten Typ*, d.h. die Reaktionen können Stunden, ja sogar Tage nach dem Verzehr eines Nahrungsmittels auftreten. Die verzögert auftretenden Reaktionen auf Nahrungsmittel sind die häufigste Form der Unverträglichkeiten, die man jedoch schwer diagnostizieren kann. Da der Patient seine Reaktionen nicht zeitnah einordnen und die Unverträglichkeit erkennen kann, spricht man auch von maskierter Allergie. Besonders, wenn Nahrungsmittel täglich gegessen werden, treten meist keine Sofortreaktionen auf. Es bilden sich vielmehr Immunkomplexe, die aus Nahrungsmitteln und den IgG_4-Antikörpern gebildet werden. Diese Immunkomplexe sind es, die zu verzögerten entzündlichen und allergischen Reaktionen führen, die in allen Organen Beschwerden auslösen können: Darm, Haut, Ohren, Nebenhöhlen, Kopf, Lunge und auch Gelenke. Die Bildung und auch der Abbau der IgG_4-Antikörper-Komplexe stellen einen biochemischen Stress dar.

Wichtig: Antientzündliche Medikamente und Steroide (Cortison) können das Ergebnis der Analyse verfälschen.

Vorteile des neuen Nahrungsmitteltests

Aufgrund der in den herkömmlichen IgG-Tests zahlreichen und häufig falsch positiven Werte fühlen sich Patienten verunsichert und halten sich nicht an die komplizierten Ernährungsempfehlungen mit einer zu großen Liste von Nahrungsmitteln, die angeblich gemieden werden sollen. Die neue zum Patent angemeldete IgG_4-ELISA-Technologie zeigt keine falsch positiven Ergebnisse. Durch die neue Technik erscheinen nur die wirklich problematischen Nahrungsmittel als positiv, wodurch die Mitarbeit des Patienten deutlich erleichtert wird. **Es ist der erste quantitative IgG_4-Test.**

Interpretation/Therapie: Wenn nach einer mindestens vierwöchigen Elimination des betreffenden Lebensmittels wie z. B. Hühnerei – siehe Ergebnis in Abb. 11 auf der vorhergehenden Seite – immer noch Beschwerden auftreten, sollte die Diät weitergeführt werden. Darüber hinaus sind zusätzliche ernährungsmedizinische Maßnahmen zur

0075 IgG4 Food Antibodies (90 Antigens)	Results ng/mL	Response	Class
Dairy/Meat/Poultry			
Beef	<10		
Casein	55	Mild	+1
Chicken	<10		
Egg, White	>2000	Severe	+5
Egg, Yolk	>2000	Severe	+5
Lamb	<10		
Milk	318	Mod	+3
Pork	11		
Turkey	<10		
Fish/Shellfish			
Clam	<10		
Codfish	<10		
Crab	<10		
Flounder	<10		
Halibut	<10		
Lobster	<10		

Abb. 11: Positives Testergebnis im neuen IgG$_4$-Bluttest (Allergix). Die Antikörperwerte auf Hühnerei (Eiweiß und Eigelb) sind sehr hoch. Eine eifreie Diät sollte über zwei bis drei Monate eingehalten werden. Methode: IgG4-Antikörpertest. Neue ELISA-Technologie; Metametrix, USA.

Unterstützung der Darmintegrität notwendig **(siehe auch Kapitel 9 – Therapie)**.

Gluten-/Zöliakie-Diagnostik/Diagnostik bei Getreideunverträglichkeit)

Bei chronischen Erkrankungen – besonders auch neurologischen Krankheiten mit unklarer Ursache – sollte unbedingt an eine Getreideunverträglichkeit gedacht werden.

Aufgrund der hohen Dunkelziffer kann man von einem »Zöliakie-Eisberg« sprechen **(siehe auch Kapitel 3.4 – Getreideallergie)**.

Zur Abklärung einer Glutensensibilität bzw. Zöliakie werden im IFU-Diagnostic Center in Wolfhagen folgende Parameter im Blut bestimmt:

- Immunglobulin A (Gesamt-IgA)
- Gewebstransglutaminase (IgA-tTG)
- Anti-Gliadin-Antikörper (IgA-AGA)

Grundsätzlich sollte untersucht werden, ob die Immunglobulinproduktion (IgA) ausreichend ist, da ansonsten negative Gliadin- bzw. Transglutaminasewerte auch falsch negativ bewertet werden und somit eine Gluten-/Gliadinsensibilität übersehen wird. Wenn bei einem normalen IgA-Wert die beiden anderen Antikörperwerte erhöht sind, besteht eine hohe Wahrscheinlichkeit, dass der Patient an einer Zöliakie (Getreideunverträglichkeit) leidet. Bei einem positiven Gewebstransglutaminasewert kann man davon ausgehen, dass die Darmzotten immunlogisch angegriffen werden und es zu einer Atrophie der Mikrovilli kommt, d.h. die Oberfläche des Darms wird durch den immunologischen Entzündungsprozess angegriffen, verkleinert und das Risiko einer Darmkrebserkrankung steigt deutlich an. Abb. 12 zeigt immunologisch angegriffene Mikrovilli auf unseren Darmzotten. Hierdurch erhöht sich die Durchlässigkeit der Darmschleimhaut (Leaky Gut). **(siehe auch Kapitel 8.4)**

Histaminintoleranz

Durch einen Mangel der Histamin abbauenden Enzyme wie z.B. Diaminoxidase (DAO) bzw. einem Missverhältnis zwischen Zufuhr von Histamin mit der Nahrung (z.B. Rotwein, Käse, Hefe) und der Abbauleistung können Symptome einer Histaminintoleranz auftreten, die denen einer

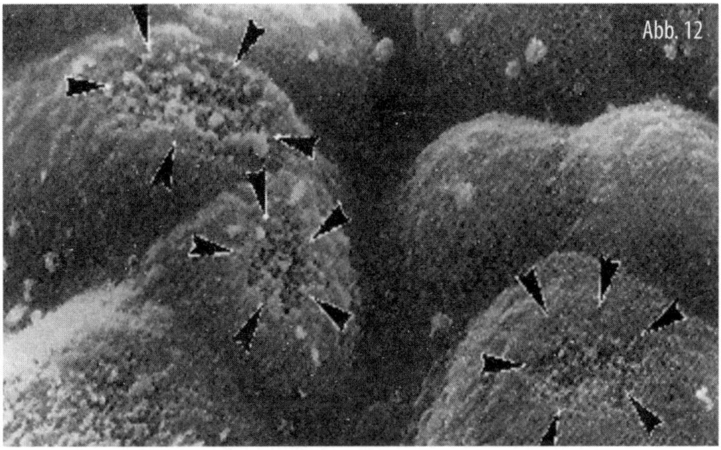

Zerstörte Darmbarriere, erhöhte Darmdurchlässigkeit (Quelle: Genova Diagnostics, USA).

Allergie sehr ähneln, wobei es sich aber nicht um echte allergische Reaktionen handelt.

Symptome einer Histaminintoleranz können sein:

- Hautrötung, Nesselsucht, Ekzeme, Juckreiz
- Kopfschmerzen, Hitzegefühl, Migräne, Schwindel
- Atembeschwerden, Asthma
- Blähungen, Durchfall, Verstopfung, Übelkeit, Erbrechen, Bauchschmerzen
- Bluthochdruck, Herzrasen, Herzrhythmusstörungen
- Blasenentzündungen, Schleimhautreizungen
- Wassereinlagerungen (Ödeme)
- Gelenkschmerzen
- Erschöpfung, Müdigkeit, Schlafstörungen

Für die Bestimmung des Histamin abbauenden Enzyms DAO wird eine kleine Blutprobe benötigt.

Lymphozyten-Transformations-Test (LTT)

Wenn man von Allergie spricht, dann denkt man häufig an die Immunreaktionen vom Typ I, die sogenannten Allergien vom Soforttyp. Typische Krankheitsbilder sind der

Heuschnupfen oder das allergische Asthma. Die Diagnostik erfolgt meistens mit dem Haut-Pricktest oder durch die IgE-Bestimmung im Labor. Weniger bekannt ist, dass Allergien vom zellulären Typ, auch Typ-IV-Allergien genannt, für einige Allergene sogar bedeutend häufiger auftreten. Klassisches Beispiel ist die Nickelallergie, die inzwischen mehr als 15 Prozent der Bevölkerung betrifft. Beide Typen unterscheiden sich hinsichtlich der Krankheitsentstehung, der Schnelligkeit der auftretenden Beschwerden, der Krankheitsbilder und der auslösenden Allergene **(78)**.

Bei Typ-IV-Allergien treten die ersten Symptome im Allgemeinen erst innerhalb von zwei bis drei Tagen nach Allergenkontakt auf, was die Diagnostik bedeutend erschwert. Zur Abklärung von Spätreaktionen empfehle ich neben dem oben genannten neuen IgG_4-Antikörpertest (Allergix) die zellulären Analysen, d.h. es werden Reaktionen lebender Blutzellen (Lymphozyten) auf bestimmte Nahrungsmittel analysiert. Man nennt den Test Lymphozyten-Transformations-Test (LTT). Für diese Untersuchung wird frisches Blut benötigt, das innerhalb von spätestens 30 Stunden untersucht werden muss. Die Ergebnisse werden in Form eines Stimulations-Index (SI) angegeben. Wenn der SI über 3 liegt, besteht eine Typ-IV-Allergie gegen das betreffende Nahrungsmittel, d.h. dass der Verzehr des Nahrungsmittels zu Spätreaktionen führt, die erst nach Stunden bzw. am nächsten oder übernächsten Tag auftreten können. Die im Test positiven Nahrungsmittel sollten je nach Schweregrad der Symptome zwei bis vier Monate gemieden werden. Anschließend können die Nahrungsmittel wieder im Rotationsprinzip (jeden dritten bis vierten Tag erlaubt) verzehrt werden.

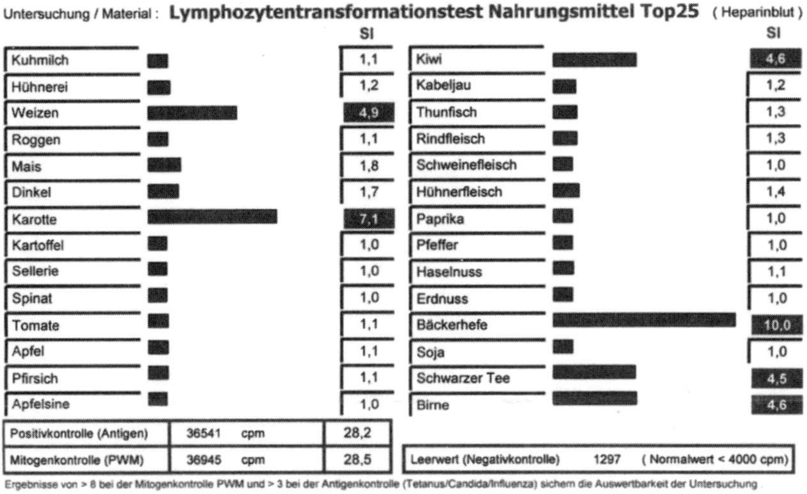

Abb. 13: Positive Reaktionen im Lymphozyten-Transformations-Test (LTT). Der Patient hat eine zelluläre Immunreaktion gegenüber Weizen, Karotte, Kiwi, Backhefe, schwarzem Tee und Birne. (Quelle: K. Runow, Labor: IMD-Berlin)

Bei Nerven- und Gehirnerkrankungen sind eingehende Stoffwechselanalysen die Grundlage für eine individuelle Nährstoff- und Entgiftungsbehandlung. Diesbezüglich empfehle ich unter anderem das TRIAD-Profil, Fettsäuren- und Aminosäurenanalysen sowie Untersuchungen auf Umweltgifte).

Welche der hier kurz vorgestellten Untersuchungen für Sie persönlich hilfreich sind, sollten im Rahmen eines ärztlichen Beratungsgespräches erörtert werden. Näheres erfahren Sie an unserem Infotelefon 05692-994555 oder auf unserer Internetseite www.umweltmedizin.org.

9 Therapie: Regulierung und Aufbau der Darmflora

Das 4-R-Programm (Remove, Replace, Reinoculate, Repair)

Im Hinblick auf eine Sanierung des Magen- Darm-Trakts, die grundsätzlich bei allen chronischen Erkrankungen zu empfehlen ist, orientieren wir uns an dem in der **Functional Medicine** bekannten 4-R-Programm **(64)**:

9.1 Remove (Eliminieren/Weglassen)

Nahrungsmittel, die allergische bzw. pseudoallergische Reaktionen verursachen, müssen gemieden werden. Das Weglassen kann durchaus auch Grundnahrungsmittel wie Milch (bzw. Milchzucker), Getreide (Gluten), Ei, Nüsse, Zucker etc. betreffen. Hefepilze sollten mit Antipilz-Präparaten behandelt werden (zunächst pflanzliche Mittel versuchen). Gleiches gilt für Parasiten und andere störende Keime. Eliminiert werden müssen auch Toxine. Schwermetalle (z. B. Amalgamfüllungen) führen zu einer täglichen Belastung des Darms mit Quecksilber, Silber, Zinn und Kupfer.

Wenn bei einer der Untersuchungen, die in Kapitel 8 beschrieben worden sind, Nahrungsmittel als »immunologische Störfaktoren« ermittelt worden sind, so müssen diese – abhängig vom Schwergrad der Symptome – für zunächst mindestens zwei bis drei Monate gemieden werden. Anschließend können sie wieder nach dem 4-Tage-Rotationsprinzip dem Ernährungsplan hinzugefügt werden. Hierdurch wird eine Neusensibilisierung vermieden. Diese diätetischen Maßnahmen führen zu einer Reduzierung von entzündlichen Prozessen – nicht nur im Darm, sondern auch im Blutkreislauf. Dies ist ein wichtiger Aspekt bei neurologischen Erkrankungen **(siehe auch Kapitel 7.4. – Depressionen durch Entzündungen)**. Da Nahrungsmittelallergien häufig durch eine vorausgehende mikrobiologische Fehlbesiedelung verursacht werden, müssen die in der Stuhlanalyse nachgewiesenen pathogenen Keime (Pilze, Bakterien, Parasiten, Würmer) eliminiert werden. Wenn die Keime im Labor angezüchtet werden können, wird ein Sensibilitätstest (Medikamententest) durchgeführt, d. h. es werden neben den pharmakologisch wirksamen Präparaten auch pflanzliche Substanzen untersucht. Der Therapeut kann somit eine gezielte, individuell maßgeschneiderte pflanzliche Antibiotikatherapie einleiten. Die Abb. 14 zeigt das Ergebnis eines solchen Medikamententests gegen einen nachgewiesenen Hefepilzstamm. Diejenigen Pflanzenwirkstoffe, die mit S (sensibel) gekennzeichnet sind, zeigen eine gute Hemmwirkung gegen einen speziellen, bei diesem Patienten gefundenen Pilzstamm.

Falls eine Schadstoffbelastung vorliegt, kann eine Elimination/Entgiftung über die Einnahme von Vitaminen Mineralstoffen, Spurenelementen und körpereigenen schwefelhaltigen Substanzen wie Alpha-Liponsäure und Glutathion erfolgen. Ausführliche Erläuterungen zur *Hepar-Tox Entgiftungsbehandlung* habe ich in meinem Buch »Wenn Gifte auf die Nerven gehen. Wie wir Gehirn und

2155 Sensitivity - Fungi

Pharmaceuticals	Sensitive	Resistant
Amphotericin	S	
Fluconazole		R
Itraconazole		R
Ketoconazole		R
Nystatin	S	

Botanicals	Sensitive	Resistant
5-Hydroxy-1,4-naphthoquinone Black Walnut	S	
Alliin Garlic		R
Arbutin Uva Ursi		R
Artemisinin Wormwood		R
Berberine Goldenseal	S	
Caprylic acid Octanoic acid	S	
Carvacrol Oregano	S	
Oleuropein Olive Leaf		R
Quinic Acid Cats Claw		R
Thymol Oil of Thyme		R
Undecylenic acid Undecylenic acid	S	

Abb. 14: Medikamententest. Der im Stuhl dieses Patienten gefundene Hefepilz ist sensibel (S) auf verschiedene pflanzliche Wirkstoffe. Der Pilz kann u. a. mit Black Walnut (Schwarze Walnuss), Carvacrol (Oregano) und Caprylsäure (Caprylic Acid) behandelt werden. Die mit R (resistent) bezeichneten Substanzen sind in diesem Fall nicht wirksam. Aus der Gruppe der klassischen Antipilz-Arzneimittel zeigen nur Nystatin und Amphotericin eine ausreichende Hemmwirkung.
(Analytik: Metametrix Clinical Laboratory, USA)

Nervensystem durch Entgiftung schützen können.« dargelegt, das im Südwest Verlag, München, erschienen ist.

9.2 Replace (Ersetzen/Hinzufügen)

Dieser Therapiebereich bezieht sich in erster Linie auf die Unterstützung der Verdauungsleistung durch Enzyme. Wie in **Kapitel 6** beschrieben, stellt unser Körper ab der Pubertät in jedem Lebensjahrzehnt 10 bis 13 Prozent weniger Enzyme her. Somit kommt es ganz natürlich im Laufe des Älterwerdens zu Problemen mit der Verdauungsleistung. Bei einem Mangel an Magensäure kann die Einnahme von **Enzymen**, Pepsin Betain-HCL, pflanzlichen Mitteln (Digestiva) hilfreich sein. Zusätzlich sind eine faserreiche Kost und auch eine ausreichende Wasserzufuhr zu empfehlen.

Darüber hinaus können Umweltgifte wie Schwermetalle die Verdauungs- und Stoffwechselenzyme stören bzw. inaktivieren. In **Kapitel 6** werden die Aufgaben der einzelnen Enzyme und Rezepturen beschrieben, die in meiner Praxis und im Institut für Umweltmedizin (IFU) in Wolfhagen eingesetzt werden.

9.3 Reinoculate (Neubesiedelung)

Die freundliche Darmbakterienflora sollte durch die Einnahme von probiotischen Bakterienstämmen (z. B. Laktobazillen, Bifidobakterien etc.) unterstützt bzw. wiederbesiedelt werden.

Durch die häufige Verordnung von Antibiotika kommt es bei immer mehr Menschen zu einer Beeinträchtigung ihrer Darmflora – ein Zustand, der über viele Monate anhalten und zum Teil erhebliche Begleiterkrankungen verursachen kann.

Aus diesem Grund halte ich es für sinnvoll, im Rahmen einer mikrobiologischen Stuhlanalyse auch die Verteilung der freundlichen Bakterien zu untersuchen **(siehe Kapitel 2.1 – Die Besiedelung des Darms und Kapitel 8 – Diagnostik)**.

Auch der Verzehr von Fleischprodukten führt zu einer zunehmenden Belastung mit Antibiotika. Der NDR hat im Oktober 2010 berichtet, dass Niedersachsens Hähnchenmäster immer mehr Antibiotika einsetzen. Gaben die Landwirte vor zehn Jahren noch durchschnittlich 1,7 Behandlungen, seien es heute 2,3. Ohne Antibiotika würden die eng zusammengepferchten Tiere häufig nicht bis zum Ende ihrer Mastzeit überleben, wurde das niedersächsische Agrarministerium zitiert. Es besteht aber das Risiko, das sich resistente Bakterien bilden, die schließlich auch für den Menschen gefährlich sind. Übrigens, der Großteil des in Deutschland verzehrten Hähnchenfleisches kommt aus Niedersachsen. Ob im Darm des Patienten schon resistente Keime wachsen, kann durch die neue genetische Stuhlanalyse nachgewiesen werden (GI-Effects von Metametrix; **siehe Kapitel 8**).

Bei Geflügel denken Verbraucher oft an Salmonellen. Laut Statistik des Robert-Koch-Instituts gab es im Jahr 2009 doppelt so viele Erkrankungen durch Campylobacter wie durch Salmonellen. Hähnchen sind häufig mit Campylobacter Stämmen verseucht. Das Bakterium kommt besonders im Darm und Gefieder vor und kann beim Menschen Fieber, Durchfall und Darmkrämpfe auslösen. In Deutschland werden jährlich rund 60.000 Erkrankungen und einzelne Todesfälle gemeldet. Nach der Schlachtung sei der Keim bei 76 Prozent der Hähnchen festgestellt worden, berichtet die Sendung »Markt« am 26. Oktober 2010 **(106)**.

Prophylaktisch und therapeutisch sollte stets darauf geachtet werden, dass genügend freundliche Bakterienstämme im Darm vorhanden sind. Motto: lieber probiotisch als antibiotisch. Bei deutlich erniedrigten Anteilen an freundlichen Bakterienstämmen empfehle ich die Einnahme von hochdosierten probiotischen Präparaten, u. a. Laktobazillen und Bifidobakterien. Es sollten grundsätzlich vermehrungsfähige Bakterien sein. Manche Produkte enthalten zehn bis zwölf verschiedene Bakterienstämme mit einer hohen Keimzahl von bis zu 20 Milliarden Bakterien pro Kapsel. Nach sechs bis acht Wochen kann der Erfolg der Therapie durch eine erneute mikrobiologische Stuhlkontrolle (genetische Analyse) überprüft werden. Wenn sich die eingenommen Bakterien nicht hinreichend auf der Darmschleimhaut vermehrt haben sollten, muss auf ein anderes Probiotikum umgestellt werden bzw. sollten auch die anderen therapeutischen Maßnahmen überprüft werden.

9.4 Repair (Reparatur)

... der Darmschleimhaut und der immunkompetenten Zentren in der Darmwand. Die therapeutischen Maßnahmen sollten antientzündliche Wirkstoffe beinhalten. Hierzu eignet sich neben Curcumin (Tumeric), Lakritz (möglichst ohne Glycyrrhizin; Näheres siehe Kasten *Glycyrrhizinsäure*) und folgende Nährstoffe: L-Glutamin, essenzielle Fettsäuren, Zink, Pantothensäure und Vitamin C.

Darmschutz und Entgiftung durch Vitamin C

Anfang 2011 berichtet das internationale Wissenschaftsmagazin Medical Science über die Darm schützende Wirkung von Vitamin C. Bei der Untersuchung wurde Ratten über einen Zeitraum von 9 Monaten eine 0,1-prozentige Bleiacetatlösung verabreicht. Blei verursacht eine Blockierung elektrophysiologischer Parameter in der Darmwand, vermindert den Schleimschutz und erhöht die Darmdurchlässigkeit (Leaky Gut). Die Gabe von Vitamin C (500 mg

Ascorbinsäure/l) konnte die durch das Blei verursachte Störung des Ionentransportes in der Darmwand verhindern. Darüber hinaus zeigte sich ein Schutz vor der Zerstörung der Tight-Junctions (Verbindungs- bzw. Stützproteine zwischen den Darmepithelzellen), d. h. Vitamin C schützt die Darmbarriere und verhindert somit ein Leaky-Gut **(107)**. Meinen Patienten empfehle ich gerne die tägliche Einnahme von 1 Gramm Vitamin C in Form von speziellen Tabletten, die den Wirkstoff verzögert freisetzen. Hierdurch wird eine Schutzwirkung über einen Zeitraum von 6–8 Stunden erreicht.

Curcumin und Lakritz

Bei einer durch Allergien, Gifte und mikrobiologische Fehlbesiedelung etc. entzündeten Darmschleimhaut setze ich vorrangig pflanzliche Substanzen und Nährstoffe ein. Zu den antientzündlichen Substanzen gehört der Wirkstoff Curcumin aus der Gelbwurzel, die auch als gelber Ingwer bezeichnet wird. Curcumin (Tumeric) ist der Hauptanteil im Curry.

In der medizinischen Fachpresse wurde im Mai 2010 berichtet, dass Curcumin sogar TNF-Alpha-vermittelte Entzündungsreaktionen hemmen kann und auch hepatoprotektiv (leberschützend) wirkt **(80)**. TNF-Alpha (Tumor-Nekrose-Faktor-Alpha) ist ein Marker, der im Blut nachweisbar ist und auf entzündliche Prozesse hinweist.

Die antientzündliche Wirkung von Curcumin könnte auch der Grund für die positiven Effekte auf das zentrale Nervensystem sein. Eine Studie des pharmakologischen Institutes der Universität in Peking belegt antidepressive Wirkungen von Curcumin **(108)**.

Als weitere natürliche Substanz kommt Süßholzwurzel (Lakritz) infrage. Allerdings sollten Produkte bevorzugt werden, die kein Glycyrrhizin enthalten (siehe Kasten). Deglycyrrhizinisiertes Lakritz kann in einer Dosierung von

350 mg täglich einen Asprin-induzierten fäkalen Blutverlust verhindern **(50)**.

Glycyrrhizin oder **Glycyrrhizinsäure** ist ein Wirkstoff, der natürlicherweise in der Wurzel der Süßholzpflanze (Glycyrrhiza glabra) vorkommt. Glycyrrhizin wird im Verdauungstrakt durch bakterielle Tätigkeit hydrolysiert und führt zu einem Überschuss an Cortisol, wodurch es zu einer Störung des Wasser- und Mineralhaushalts mit **Blutdruckanstieg** kommt.
Der Wissenschaftliche Lebensmittelausschuss der Europäischen Kommission empfiehlt, täglich nicht mehr als 100 Milligramm Glycyrrhizinsäure aufzunehmen. Wie der Verbraucher dem genau nachkommen kann, ist unklar, da keine konkreten Gehaltsangaben für Glycyrrhizinsäure deklariert werden müssen. Ein Zusatz könnte lauten: »Enthält Süßholz (Lakritz) — bei hohem Blutdruck sollte ein übermäßiger Verzehr dieses Erzeugnisses vermieden werden.« **(65)**

Glutamin – Unterstützung für die Darmschleimhaut und das Immunsystem

Glutamin ist ein wichtiger Stickstoffträger und gehört zu den proteinbildenden Aminosäuren. Es kann vom Körper selbst hergestellt werden oder auch durch die Nahrung zugeführt werden. Glutamin ist nicht Glutaminsäure! Beide Aminosäuren haben unterschiedliche Funktionen im Organismus.

Glutaminsäure besitzt nur eine Aminogruppe, Glutamin hat zwei Aminogruppen. Glutaminsäure ist ein Mittel gegen geistige Ermüdung und Erschöpfung, während Glutamin für die Integrität der Darmschleimhaut und des Immunsystems von Bedeutung ist. Während Glutaminsäure und Glutamate (auch als Geschmacksverstärker bezeichnet) bei Kindern zu Hyperaktivität und Konzentrationsstörungen führen können, wirkt Glutamin im zentralen Nervensystem entgiftend durch den Abbau von Ammoniak. Glutamin wird in der Niere durch das Enzym Glutaminase in Glutaminsäure und ein Ammoniumion transformiert. Hierdurch kommt es zu einem Anstieg des pH-Wertes, wobei einer Übersäuerung (Acidose) entgegengewirkt wird. Glutamin ist notwendig, um Vitamin B_3 (Niacin) in Nikotinamid umzuwandeln. Letzteres ist Bestandteil wichtiger Coenzyme zur Energieproduktion in der Zelle: NAD, NADH, NADP, NADPH.

Niedrige Glutaminwerte können bei einer proteinarmen Diät sowie bei gastrointestinalen Störungen auftreten. Ist der Organismus einem besonderen metabolischen Stress ausgesetzt, so kommt es zu erhöhten Stickstoffverlusten und als Folge davon zu einem Glutaminmangel. Bei Glutamin-Defiziten kann eine mucosale Atrophie (Rückbildung der Darmschleimhaut) auftreten, wodurch die Barrierefunktion des Darms vermindert wird. Hierdurch besteht die Gefahr, dass vermehrt Darmkeime oder Nahrungsbestandteile in die Blutbahn gelangen. Die Gabe von Glutaminpräparaten hat sich bei chronisch entzündlichen Darmerkrankungen mit einer erhöhten intestinalen Permeabilität als nützlich erwiesen.

Glutamin dient Zellen mit hoher Mitoserate, besonders den Schleimhautzellen (Mucosa-Zellen) des Dünndarms und den Lymphozyten als Energiesubstrat und wird daher in Phasen erhöhter immunologischer Aktivität vermehrt verbraucht. Nach starkem körperlichen Stress kann der Glutaminspiegel im Plasma absinken (besonders bei Sportlern). Die Einnahme von Glutamin kann die Bildung von sekretorischem IgA (sIgA) verstärken, d.h. die Immunabwehr auf der Schleimhaut wird unterstützt. Darüber hinaus hat es einen fördernden Einfluss auf die Muskelbildung.

Es würde den Rahmen dieses Buches sprengen, alle orthomolekularen Substanzen, die bei einer Darm-Hirn-Therapie hilfreich sind, detailliert zu beschreiben. Ich verweise auf die Literaturempfehlungen ab S. 155 und möchte hier nur einige wichtige Aspekte im Hinblick auf die Nervenschutzwirkung von Nährstoffen in Erinnerung rufen.

9.5 Neuroprotektion durch Nährstoffe

Abhängig von der Grunderkrankung, körperlicher und psychischer Belastung kann die Gabe von Antioxidantien und anderen körpereigenen Vitalstoffen (orthomolekulare Substanzen) sinnvoll sein: z.B. Vitamin B-Komplex, Coenzym-Q-10, NADH. Die Gabe von neuroprotektiven Substanzen wie Magnesium, Glyzin, Carnitin und Glutathion reduzieren den oxidativen Stress im Gehirn. Methylgruppendonatoren (Folsäure, Betain und Methyl-Cobalamin) können auch bei autistischen Kindern eine deutliche Symptomverbesserung bewirken. Omega-3 und Omega-6-Fettsäuren stellen hoch bioaktive Substanzen dar, die als hormonähnliche Bausteine in Entzündungsprozesse eingreifen, die auch bei vielen neurologischen Erkrankungen ursächlich beteiligt sind. Wie die Gesellschaft für Ernährungsmedizin berichtete, haben hyperaktive, impulsive oder ängstliche Kinder oft niedrige Omega-3-Spiegel (Eicosane), die im Körper in Neurotransmitter umgewandelt werden. Auch Dyslexie (Leseschwäche), Beeinträchtigung der motorischen Koordination und autistische Auffälligkeiten ließen sich auf einen gestörten Metabolismus der essenziellen Fettsäuren zurückführen. Eine Analyse der Fettsäuren, Aminosäuren, organische Säuren (Organix Test/Metametrix) sowie Stuhl- und Verdauungsanalysen sollten bei therapieresistenten chronischen Erkrankungen unbedingt zum Diagnostikspektrum gehören.

Detaillierte Informationen zu Nervenschutz und Entgiftung entnehmen Sie bitte meinem Buch »Wenn Gifte auf die Nerven gehen« (Südwest Verlag, München). Darüber hinaus möchte ich auf unsere Vortragsveranstaltungen hinweisen, die wir jeden Monat durchführen. Im Oktober 2010 haben wir im Rahmen der europäischen Academy for Functional Medicine (AFM) in Kooperation mit der Firma Supplementa www.supplementa.com und dem Constantia Verlag www.nwzg.de mit Fachseminaren für Therapeuten begonnen. Über die Termine informieren Sie sich bei Interesse bitte auf den Internetseiten www.umweltmedizin.org sowie www.fmed.de.

Literatur/Quellen

1 Ohne Säure mehr Diarrhö; Bakterien angelockt; Medical Tribune 15.5.2009
2 Ohne Säure häufiger Pneumonie; Medical Tribune, 12.6.2009; Quelle: Shoshana J. Herzig et al. JAMA 2009;301:2120–2128
3 Beruhigt den Bauch und schadet den Knochen, Nicola von Lutterotti, Natur und Wissenschaft, 29.7.2009 Quelle: Univadis Service von MSD
4 Haare wandern vom Darm ins Blut. Pfirsiche nur noch geschält verzehren! Prof. Dr. Dr. Hans-E. Müller, Medical Tribune, 13.8.2010, S. 2
5 Proton Pump Inhibitors and Risk for Recurrent Clostridium difficile Infection, Amy Linsky, MD; Kalpana Gupta, MD, MPH; Elizabeth V. Lawler, DSc; Jennifer R. Fonda, MA; John A. Hermos, MD, Arch Intern Med. 2010;170(9):772–778
6 Clostridium-Stamm gräbt Kriegsbeil aus; von Matthias Bastigkeit, DocCheck News, 24.09.2010
7 Zöliakie nimmt vor allem unter Älteren zu – Studie legt Einfluss von Lebensstil nahe, UNIVADIS; Kurzmeldungen Medizin, 27.9.2010 Quellen/Institute: Annals of Medicine, Center for Celiac Research
8 Digestive and Liver Disease 40 (2008)
9 Carlo Catassi (Universita Politecnica delle Marche in Italy und Center for Celiac Research), UNIVADIS; Kurzmeldungen Medizin, 27.9.2010 Quellen/Institute: Annals of Medicine, Center for Celiac Research
10 Wie giftig ist unser Essen wirklich? Sebastian Hess, TV-Hören und Sehen, 2.-8. Okt. 2010, S. 22ff.
11 Bakterielle Fehlbesiedelung des Dünndarms; SIBO – wenn Keime am falschen Platz sind; Praxis Depesche 9/2010 ; Quelle: Bures J et al.: Small intestinal bacterial overgrowth syndrome. World J Gastroenterol 16 (2010) 2978–2990
12 Die Essens Fälscher; Was uns die Lebensmittelkonzerne auf die Teller lügen, Thilo Bode, S. Fischer Verlag, Frankfurt, 4. Auflage, September 2010;
ISBN 978-3-10-004308-5
13 Der allergische Marsch. U. Wahn, Allergologie, Jahrg. 25, Nr. 2, Februar 2002, S. 71ff.
14 Bald mit Probiotika gegen Autismus? Bei Autisten ist die Darmflora verändert. Ärzte Zeitung,
13. Oktober 2010

15 Parkinson geht durch den Magen, Thomas Müller, Ärzte Zeitung online, 5.2.2010
16 Parkinson von Pestiziden? Medical Tribune, 7.7.2006, Quelle: Roberta Frigerio et al., Movement Disorders; online first
17 Pestizid lockt Parkinson. Landwirte vor der Giftspritze warnen. Medical Tribune, 4. Juni 2010
18 Über die Entstehung der Darmflora, Medizinische Hochschule Hannover, 21. Oktober 2010, Originalpublikation: miR-146a Mediates Protective Innate Immune Tolerance in the Neonate Intestine. Cecilia Chassin et al.; Cell Host & Microbe 8(4)358–368 (2010)
19 S. A. Wickström, A. Lange, M. W. Hess, J. Polleux, J. P. Spatz, M. Krüger, K. Pfaller, A. Lambacher, W. Bloch, M. Mann, L. A. Huber and R. Fässler; Integrin-linked kinase controls microtubule dynamics required for plasma membrane targeting of caveolae Developmental Cell, 18. Oktober, 2010
20 Clostridieninfektion nach Antibiotikaeinnahme. Wie Sie vorbeugen, abklären, behandeln und mit Rezidiven umgehen. Prof. Wolfgang Scheppach, Würzburg, MMW-Fortschr.Med. Nr. 40/2009 S. 47ff.
21 Vorsicht bei Durchfall – auch ohne Antibiotika-Therapie. Tödliche Clostridien-Kolitis weltweit auf dem Vormarsch, Medical Tribune, 13.6.2008; Quelle:
E. J. Kuipers et al., Lancet 2008;371:1486–1488
22 Clostridium-difficile-assoziierte Diarrhoe. Ein zunehmendes klinisches Problem durch neue hochvirulente Erreger, Thomas Schneider et al., Deutsches Ärzteblatt, Jg. 104, Heft 22, 1. Juni 2007
23 Treibt Fruktose den Blutdruck hoch? Der Allgemeinarzt 13, Aug. 2010, S. 10, Quelle: Jalal DI et al. (2010)
J Am Soc Nephrol, DOI: 10.1681/ASN.2009111111
24 Süßmode überfordert den Darm. Fruktoseintoleranz auf dem Vormarsch. Medical Tribune, 45. Jg., Nr. 19, 14. Mai 2010
25 Die Zöliakie hat viele Gesichter. Klassisch, atypisch, latent. Dr. Peter Stiefelhagen, MMW Fortschr.Med. Nr. 5/2010 (152 Jg.) S. 19; Quelle: 64. Jahrestagung der Deutschen Ges. f. Verdauungs- u. Stoffwechselkrankheiten (DGVS), 1.10.2009 in Hamburg
26 Crannay A, Zarkadas M, Graham ID, et al., The Canadian Celiac Health Survey, Dig Dis Sci. 2007;52:1087–1095
27 Green PHR, Stavropoulos SN, Panagi SG, et al., Characteristics of adult celiac disease in the USA: results of a national survey. Am J Gastroenterol. 2001;96:126–131

28 Bläschen jucken am Gesäß: Nach Zöliakie fahnden! Trotz totaler Zottenatrophie keine Darmbeschwerden. Medical Tribune, 16. Juli 2010, Christian Rose et al. JDDG 2010; 8:265–271
29 Freeman HJ. Adult celiac disease and its malignant complications. Gut Liver 2009.3(4):237–46
30 Eid WE. Osteodystrophy in celiac disease: ultimate complications and possible treatment. S D Med 2009.62(11):429–31
31 So schützt Muttermilch vor Infektionen. Ärzte Zeitung, 7. September 2010, S. 12; Quelle: PNAS
32 Zinc Salts Provide a Novel, Prolonged and Rapid Inhibition of Gastric Acid Secretion, Philipp Kirchhoff, Thenral Socrates, Shafik Sidani, Andrew Duffy, Tobias Breidthardt, Christian Grob, Carsten T Viehl, Christoph Beglinger, Daniel Oertli and John P Geibel, The American Journal of Gastroenterology, 24. August 2010, DOI: 10.1038/ajg.2010.327
33 Schwabe U, Paffrath D (Hrsg.): Arzneiverordnungsreport 2008, Springer Heidelberg, 2008
33a Ott Christina, Sodbrennen heißt nicht immer »zu viel Säure«, Ärzte Zeitung, 172, 24./25.9.2010, S. 13
34 Sicherheitsaspekte der Langzeittherapie mit Protonenpumpenhemmern. Erkrankungen mit dem Leitsymptom »Sodbrennen«. Springer, Beilage für CME, 7–8/2010
35 Antibiotikum sorgt für klaren Kopf. Enzephalopathie-Rezidiv verhindern. Medical Tribune 13.8.2010, S. 8; Quellen: 1. Nathan M. Bass et al., NEJM 2010; 362:1071–1081; 2. S. M. Riordan et al., A. a. O.: 1140–1142
36 Jyonouchi H et al., Innate immunity associated with inflammatory responses and cytokine production against common proteins in patients with autism spectrum disorder. Neuropsychobiology 2002; 46:76–84
37 Croonebergh J et al. Activation of the inflammatory response system in autism. Neuropsychobiology 2002; 45:1–6
38 Jyonouchi H et al., Evaluation of an association between gastrointestinal symptoms and cytokine production against common dietary proteins in children with autism spectrum disorder. J Pediatr 2005; 146:605–610
39 Ashwood P et al. Spontaneous mucosal lymphocyte cytokine profiles in children with autim and gastrointestinal symptoms: Mucosal immune activation and reduced counter regulatory interleukin-10. J Clin Immunol 2004; 24:664–673
40 Beta-Amyloid kann von Bauch ins Hirn wandern, Ärzte Zeitung 25.10.2010; S. 4

41 Neuer Blick auf Alzheimer. Womöglich spielen bei der Demenz Infektionen eine Rolle. Christina Berndt, Süddeutsche Zeitung, 22.10.2010, S. 18
42 Peripherally Applied Ab-Containing Inoculates Induce Cerebral b-Amyloidosis; Yvonne S. Eisele et al., Science, DOI: 10.1126/science.1194516; Published Online October 21, 2010
43 Locus ceruleus conrols Alzheimerws disease pathology by modulating microglial functions through norepinephrine. Michael T. Heneka et al.; PNAS online vorab (2010), DocCheck; Quelle: Uni Bonn.
44 Choi HK, Curhan Gramm. BMJ 2008; 336:309–312; zitiert in Ernährung+Medizin, 2/2008
45 Runow, K-D., Wenn Gifte auf die Nerven gehen. Wie wir Gehirn und Nervensystem durch Entgiftung schützen können, Südwest Verlag, München, 2. Auflage, April 2009, S. 86 ISBN: 978-3-517-08387-2
46 Farrell RJ, Kelly CP, Celiac sprue. N Engl J Med. 2002; 346:180–188
47 Lee SK, Green PH. Celiac sprue (the great modern-day inposter). Curr Opin Rheumatol. 2006; 18:101–107
48 Hadjivassiliou M, Williamson CA, Woodroffe N. The immunology of gluten sensitivity: beyond the gut. Trends Immunol. 2004; 25:578–582
49 Marsh MN. Gluten, major histocompatibility complex, and the small intestine. A molecular and immunobiologic approach to the spectrum of gluten sensitivity (»celiac sprue«). Gastroenterology. 1992; 102:330–354
50 Galland, L: Gastrointestinal Dysregulation: Connections to Chronic Disease, – Functional Medicine Monograph (in englischer Sprache); 2008, The Institut for Functional medicine, USA, www.functionalmedicine.org; erhältl. im IFU, D-34466 Wolfhagen, info@ifu-wolfhagen.de (68,- €)
51 Fasano A, Systemic autoimmune disorders in celiac disease. Curr Opin Gastroenterol. 2006; 22:674–679
52 Van Heel DA, West J. Recent advances in coeliac disease. Gut. 2006; 55:1037–1046
53 Karpati S, Dermatitis herpetiformis: close to unravelling a disease. J Dermatol Sci. 2004; 34:83–90
54 Collin P, Reunala T. Recognition and management of the cutaneous manifestations of celiac disease: a guide for dermatologists. Am J Clin Dermatol. 2003; 4:13–20

55 Hadjivassiliou M, Boscolo S, Davie-Jones GA, et al. The humoral response in the pathogenesis of gluten ataxia. Neurology. 2002; 58:1221–1226
56 Sategna-Guidetti C, Volta U, Ciacci C, et al. Prevalence of thyroid disorders in untreated adult celiac disease patients and effect of gluten withdrawal: an Italian multicenter study. Am J Gastroenterol. 2001; 96:751–757
57 Carta Milligramm, Harday MC, Boi MF, Mariotti S, Carpiniello B, Usai P. Association between panic disorder, major depressive disorder and celiac disease: a possible role of thyroid autoimmunity. J Psychosom Res. 2002; 53:789–793
58 Malaty HM. Epidemiology of Helicobacter pylori infection. Best Pract Res Clin Gastroenterol. 2007; 21:205–214
59 Weller C et al. Role of inflammation in gastrointestinal tract in aetiology and pathogenesis of idiopathic parkinsonim. FEMS Immunol Med Microbiol. 2005; 44:129–135
60 Arima N, Tsudo M. Extragastric mucosa-associated lymphoid tissue lymphoma showing the regression by Helicobacter pylori eradication therapy. Br J Haematol. 2003; 120:790–794
61 Das KM. Relationship of extraintestinal involvements in inflammatory bowel disease: new insights into autoimmune pathogenesis. Dig Dis Sci. 1999; 44:1–13
62 Bohager T, Enzymes: What the experts know. One World Press, Prescott, Arizona, USA, 2006 ISBN 1-4243-0795-3
63 Protonenpumpenhemmer; Indikation und Verordnungsdauer kritisch überprüfen, MMW-Fortschr.Med. Nr. 45/2010 (152.Jg.); Quelle: American College of Gastroenterology, Annual Meeting, 15.-20. Oktober 2010, Abstract 107 und 378
64 Textbook of Functional Medicine, Hrsg. Inst. for Functional Medicine (IFM), Gig Harbor, 98335 Washington, USA, 2005, ISBN 0-978-0-9773713-03; www.functionalmedicine.org; erhältlich im IFU-Diagnostic Center in Wolfhagen www.umweltmedizin.org
65 Glycyrrhizin; Wikipedia: http://de.wikipedia.org/wiki/Glycyrrhizin
66 Laktoseintoleranz; Wikipedia: http://de.wikipedia.org/wiki/Laktoseintoleranz
67 Genova Diagnostics, USA; Info: Laktoseintoleranz (Lactose-AppGuide.pdf) www.genovadiagnostics.com
68 Sojaspuren in Arzneimitteln können Ursache einer Medikamentenallergie sein. Information des Instituts für Medizinische Diagnostik MVZ GbR Nicolaistr. 22, 12247 Berlin-Steglitz Tel.: 030-77001-220; Quelle: Dueñas-Laita et al. im New England Journal of Medicine (361:1317–8)

69 Nahrungsmittel-Allergie. Schon Riechen kann sensibilisieren. Praxis Depesche, 1/2010 S. 8
Quelle: Ramirez DA Jr et al.: Food hypersensitivity by inhalation. Clin Mol Allergy 20 (2009), DOI: 10.1186/1476-7961-7-4
70 Info Food Allergy Quelle: GSDL (Great Smokies Diagnostic Laboratories; heute GENOVA Diagnostics), 23.2.2000
71 Matricardi PM et al.: Primary versus secondary immunglobulin E sensitization to soy and wheat in the Multi-Centre Allergy Study cohort. Clin Exp Allergy 38 (2008) 493–500;
Quelle: Pädiatrie Depesche, Oktober 2008 S. 8
72 Burks AW: Peanut allergy, LANCET 371 (2008) Quelle: Praxis Depesche, November 2008 S. 21
73 Angaben französischer Allergologen und Pneumologen in der Zeitschrift medical economicus, 2. April, 2000
74 Den Ursachen von Autoimmunerkrankungen auf der Spur. Eigene Bakterien schuld an Rheuma? Medical Tribune, Nr. 46, 19. November 2010, S. 4; Bericht über die Jahrestagung des American College of Rheumatology, 6.-7. November 2010 in Atlanta
75 Die Leber bekommt ihr Fett weg. Andreas Schloder, News.de, 20. November 2010; Bericht über den 11. Deutschen Lebertag am 20. November 2010
76 Intelligenz im Bauch, Nicole Lauscher, Focus Online 24.9.2010
77 Den Ursachen des Reizdarmsyndrom auf der Spur, TUM-Lehrstuhl für Humanbiologie unter Leitung von Prof. Michael Schemann; LMU, München, 13.8.2010
Originalveröffentlichungen:
Activation of human enteric neurons by supernatants of colonic biopsy specimens from patients with irritable bowel syndrome. / Buhner S. et al.; Gastroenterology 137(4) 1425–34The mast cell stabiliser ketotifen decreases visceral hypersensitivity and improves intestinal symptoms in patients with irritable bowel syndrome. Klooker TK et al.; Gut. [Online vorab veröffentlicht]
78 Info: Institut für Medizinische Diagnostik MVZ GbR Laboratoriumsmedizin · Mikrobiologie · Humangenetik, Nicolaistr. 22, 12247 Berlin, Tel.: 0 30/77 00 10
79 Mehr Antibiotika in Hähnchenställen. HNA, Kurz notiert, 26.10.2010
80 Gegen Cholangitis. Die Leber mit Curry besänftigen. Medical Tribune, 28.5.2010; Quelle: Anna Baghdasaryan et al., Gut 2010; 59:521–530
81 Srjdan Prodanovich et al., Arch Dermatol 2009; 145:700–703

82 Martina Lenzen-Schulte, Die Schwermut überdenken, Frankfurter Allg Zeitung, FAZ.NET, 3.12.2009
83 14. Dicke Kinder, Risiken im Blut, MMW-Fortschr.Med. Nr. 26–29, 25. Juni 2009; Quelle: ENDO 09, 12. Juni 2009, Abstract OR18–4
84 15. Bei Adipösen ist das Hirnvolumen verringert, Ärzte Zeitung, 28./29. August 2009
85 Runow K-D.; Depression: Krankheit oder Symptom. Wie Entzündungen, Umweltgifte, Nahrungsmittel und Nährstoffmangel den Gehirnstoffwechsel beeinflussen. Sonderdruck: Neue Wege zur Gesundheit Nr. 43, Januar 2010, Constantia Verlag, Norderstraße 30, 26789 Leer, www.nwzg.de
86 HNA-Wolfhagen, 27. November 2010, Kultur: Hinweis auf den Film »Super Size Me« von Morgan Spurlock
87 Junkfood macht gewalttätig. Autor: JE, 5. November 2009, Bitxidenda. Food infos science
88 Langenbach, Jürgen; Nahrung gegen Gewalt: Kriminalität wegessen? Die Presse, 28.9.2009
89 Prof. Gesch, Internet: http://www.fabresearch.org/420
90 Helicobacter pylori reagiert sensitiv auf Knoblauch. Praxis-Depesche 5/2002; Quelle: Sivam GP: Protection against helicobacter pylori and other bacterial infections by garlic. J Nutr 131 (2001) 1106–1108
91 Bushara KO. Neurologic presentation of celiac disease. Gastroenterology. 2005; 128:S. 92–97
92 Ihara M, Makino F, Sawada H et al. Gluten sensitivity in Japanese patients with adult-onset cerebellar ataxia. Intern Med. 2006; 45:135–140
93 Smellie WS, Wilson D, McNulty CA et al. Best practice in primary care pathology: review 1. J Clin.Pathol. 2005;58:1016–1024
94 Cronin CC, Shanahan F. Insulin-dependent diabetes mellitus and coelic disease. Lancet. 1997; 349:1096–1097
95 Ludvigsson JF, Ludvigsson J, Ekbom A, Montgomery SM. Celiac disease and risk of subsequent type 1 diabetes: a general population cohort study of children and adolescents. Diabetes Care. 2006; 29:2483–2488
96 Mahmud FH, Murray JA, Kudva YC et al. Celiac disease in type 1 diabetes mellitus in a North American community: prevalence, serologic screening and features. Mayo Clinic Proc. 2005; 80:1429–1434
97 Barera G, Bonfanti R, Viscardi M et al. Occurrence of celiac disease after onset of type 1 diabetes: a 6-year prospective longitudinal study. Pediatrics. 2002; 109:833–838

98 Sategna-Guidetti C, Volta U, Ciacci C et al. Prevalence of thyroid disorders in untreated adult celiac disease patients and effect of gluten withdrawal: an Italian multicenter study. Am J Gastroenterol. 2001; 96:751–757
99 Carta MG, Hardoy MC, Boi MF, Mariotti S, Carpiniello B, Usai P. Association between panic disorders, major depressive disorder and celiac disease: a possible role of thyroid autoimmunity. J Psychosom Res. 2002; 53:789–793
100 da Silva Kotze LM, Nisihara RM, da Rosa Utiyama SR, Piovezan GC, Kotze LR. Thyroid disorders in Brazilian patients with celiac disease. J Clin Gastroenterol. 2006; 40:33–36
101 Schuster K, Frühstadien der Zöliakie und ihre diätetischen Konsequenzen. Ernährung und Medizin 2008; 23:183–186
102 Struck D, Kartoffelsaft – ein neues Mittel gegen Sodbrennen? Für Schwangere empfohlen. Medical Tribune, 1.12.2006, S. 4
103 Mikropartikel in der Nahrung:ein Risikofaktor für CED?; Aktuelle Wissenschaft für Klinik und Praxis, IV. Falk Gastro-Konferenz, Freiburg, 5.–10. Oktober 2010
104 Verstopfung verschlimmert Parkinson. Mehr Ataxie, mehr Stürze. Medical Tribune, 3.12.2010
105 Chronisch Entzündliche Darmerkrankungen – Teil 3, Hepa News, Aus Hepatologie & Neurologie, Nr. 38, 1, 2010, S. 5
106 Hähnchen sind oft mit Campylobacter verseucht. Bericht über den Bericht des WDR-Magazins »Markt« Quelle: Lifestyle.t-online.de 27.10.2010
107 Danuta Kosik-Bogacka et al., The effect of L-ascorbic acid and/or tocopherol supplementation on electrophysiological parameters of the colon of rats chronically exposed to lead, Med Sci Monit 2011; 17(1): BR 16–26
108 Wang R, Xu Y, Wu HL, Li YB, Li YH, Guo JB, Li XJ. The antidepressant effects of curcumin in the forced swimming test involve 5-HT1 and 5-HT2 receptors.Eur J Pharmacol. 2008 Jan 6; 578(1):43–50. Epub 2007 Sep 19.
109 ADHS-Kinder nur zu jung? 1 Mio. Fehldiagnosen. Medical Tribune, 3. Dezember 2010
110 Breidenstein-Stoll, E. Steinhausen, H.-C., Wüthrich, B., Verhaltensauffälligkeiten, Allergien und die Eliminationsdiät, Allergologie, Jahrg. 23, Nr. 1/2000, S.13–18

Buchempfehlungen

Ökologie
Harmonie – Eine neue Sicht unserer Welt, The Prince of Wales/ Prince Charles, Aus dem Englischen von Erika Ifang, Riemann Verlag, 2010, ISBN: 978-3-570-50129-0

Gehirn und Nervensystem
Wenn Gifte auf die Nerven gehen, Runow, Klaus-Dietrich, Südwest Verlag, 2. Auflage, April 2009, ISBN 978-3-517-08387-2, Preis: 12,95 €

Depression: Krankheit oder Symptom? Wie Entzündungen, Umweltgifte , Störungen der Verdauung, des Immunsystems, Nahrungsmittel und Nährstoffmangel den Gehirnstoffwechsel beeinflussen. Runow, Klaus-Dietrich, Neue Wege zur Gesundheit – NwzG 43, Constantia-Verlag, Leer, 01/2010 www.nwzg.de

Depressionen – Functional Medicine Monograph (in englischer Sprache); Hrsg.: The Institut for Functional medicine, USA, www.functionalmedicine.org; erhältlich unter IFU-Wolfhagen info@ifu-wolfhagen.de für € 68,-

Galland, Leo: Gastrointestinal Dysregulation: Connections to Chronic Disease, – Functional Medicine Monograph (in englischer Sprache); 2008, The Institut for Functional medicine, USA, www.functionalmedicine.org; erhältlich unter IFU-Wolfhagen info@ifu-wolfhagen.de für € 68,-

Brainrecovery.com: Powerful Therapy for Challenging Brain Disorders. David Perlmutter; published: Perlmutter Health Center, Naples, Florida, USA, 2000, ISBN 0-96335874-1-2

Ernährung und Psyche. Erkenntnisse der Klinischen Ökologie und der Orthomolekularen Psychiatrie (Reine Ökologische Konzepte 43). Anne Calatin (Hrsg.) unter Mitarbeit von Klaus-Dietrich Runow; 7. Auflage, 2002, Stiftung Ökologie & Landbau (SÖL), Bad Dürkheim, ISBN 3-926104-69-4

Feeding the Brain: How Foods affect Children. C. Keith Conners; Da Capo Press, New York, 1989, ISBN 0-306-43306-0

Optimale Ernährung für die Psyche. Patrick Holford; Veda Nutria Verlag, Vorchdorf, Österreich, 2004, ISBN 3-9501946-0-6

The Better Brain Book. David Perlmutter; Riverhead Books, New York, 2004, ISBN 1-57322-278-X

ADHS – Hyperaktivität

Ist das Ihr Kind? Von Doris Rapp, ProMedico Verlag, Hamburg, ISBN 3-9803957-1-5

The Impossible Child, Prof. Doris Rapp (in englischer Sprache); erhältlich im IFU-Wolfhagen;
info@ifu-wolfhagen.de

Bücher zur Ernährungsumstellung bei ADHS von Brigitte Speck erschienen im Fona Verlag, CH-5600 Lenzburg:

Zappelphilipp. Hyperaktive Kinder richtig ernähren. Brigitte Speck; ISBN-10 3935407130

Stevia, Süßen mit dem Wunderkraut, Brigitte Speck; ISBN 3-03780-187-5

Umweltmedizin, Orthomolekulare und Functional Medicine

Handbuch Nähr - & Vitalstoffe, Dieter Henrichs, Constantia Verlag, 4.Aufl., ISBN 3-9806325-0-4-504-4

Neue Wege zur Gesundheit: Gesundheitsbriefe zur orthomo lekularen Medizin. Constantia Verlag, Leer, www.nwzg.de

Textbook of Functional Medicine; Erstes Lehrbuch für Functional Medicine (angewandte Ernährungs- und Umweltmedizin) in englischer Sprache; Hrsg: The Institut for Functional Medicine, USA, www.functionalmedicine.org; erhältlich im IFU-Wolfhagen; Preis: 200,- €

Bausteine des Lebens: Aminosäure als Nährstoffe und Heilmittel. Felicitas Reglin; Rald Reglin Verlag, Köln, 1999, ISBN 3-930-62022-7

Burgersteins Handbuch Nährstoffe. Karl. F. Haug Fachbuchverlag, Heidelberg, 10. Auflage, 2002, ISBN 3-830-42065-X

Ernährung – Nahrungsmittelproduktion
Die Essensfälscher, Was uns die Lebensmittelkonzerne auf die Teller lügen, Thilo Bode, S.Fischer, ISBN 9 783 10-004308-5

Tiere essen, Jonathan Safran Foer, Kiepenheuer & Witsch, Köln, 2010, ISBN 978-3-462-04044-9

Vegetarisch leben, Vorteile einer fleischlosen Ernährung, Armin Risi, Ronald Zürrer, Govinda Verlag, Zürich, 8. Aktualisierte Auflage, Oktober 2008, ISBN 978-3-906347-77-6

Essen ohne Sinn und Verstand. Wie die Lebensmittelindustrie uns manipuliert. Brian Wansink; Campus Verlag, Frankfurt am Main, 2008, ISBN-13978-3-593-38

Fast Food Gesellschaft. Die dunkle Seite von McFood & Co. Eric Schlosser; Riemann Verlag, München, 2002, ISBN-10 3-570-50023-3

Vorsicht Geschmack, Was ist drin in Lebensmitteln, Udo Pollmer, Cornelia Hoicke, H.-U. Grimm, Hirzel Verlag, ISBN 3-7776-0804-1

Hilfreiche Links

Supplementa
(original amerikanische Nahrungsergänzungen)
www.supplementa.com

Aubrey Organics
(Naturkosmetik aus den USA)
Alle Produkte sind 100 % natürlich und frei von jeglichen Petrochemikalien. Mit dem Qualitätssiegel für tierversuchsfreie Kosmetik und Toilettenartikel. BDIH geprüfter Naturkosmetik-Hersteller.
www.Aubrey-Organics.de

MSE-Pharma Pharmazeutika GmbH
(Coenzym-Q10–Spezialprodukte), www.mse-pharma.de

ECO-WORLD
Portal für ein bewusst genussvolles Leben & ökologisch nachhaltiges Handeln. Eco-World ist ein Informationsangebot der ALTOP Verlags- u. Vertriebsgesellschaft für umweltfreundliche Produkte mbH, München, www.eco-world.de

B.A.U.M. Bundesdeutscher Arbeitskreis für Umweltbewusstes Management e. V.
umweltbewusste Unternehmensführung – Umweltinitiative der Wirtschaft, www.baumev.de

Foodwatch – Die Essensretter
Brunnenstr. 181, D-10119 Berlin
Info-Hotline: 030-28093995, www.foodwatch.de

Weitere wichtige Internetseiten
www.umweltmedizin.org
www.nwzg.de
www.ehcd.com
www.umweltanalytik.com
www.doctorsdata.com
www.gdx.net
www.metametrix.com
www.functionalmedicine.org
www.foodwatch.de
www.abgespeist.de
www.peta.de
www.tier-wege.at
www.vegetarische-initiative.de
www.vegetarierbund.de
www.vegetarismus.ch
www.vegetarier.at
www.ivu.org/German

Anlaufstellen für Diagnostik, Therapie und Fortbildung

Institut für Umweltmedizin – IFU-Diagnostic Center
Genetische Stuhl-und Verdauungsanalysen, Allergietests, Stoffwechsel- und Nährstoffbedarfsanalysen (TRIAD-Profil), Umweltmedizinische Diagnostik, Entgiftungstherapie in baubiologisch gestalteten Räumlichkeiten (ehemals IFU-Bad Emstal)
Ärztliche Leitung: Klaus-Dietrich Runow
Buttlarstr. 4A, D-34466 Wolfhagen,
Tel: 05692-994555, Fax: 05692-994556
E-mail: info@ifu-wolfhagen.de, www.umweltmedizin.org

Stadt Wolfhagen: www.wolfhagen.de

METAMETRIX Clinical Laboratory
3425 Corporate Way
Duluth, GA 30096
USA
www.metametrix.com

Academy for Functional Medicine (AFM)
Seit Oktober 2010 hat die europäische *Academy for Functional Medicine* (AFM) mit der Durchführung von Fachseminaren für Therapeuten begonnen, um ein Netzwerk von AFM-zertifizierten Ärzten aufzubauen. Die Termine entnehmen Sie bitte folgenden Internetseiten
www.fmed.de und auch www.umweltmedizin.org

Ebenfalls erhältlich:

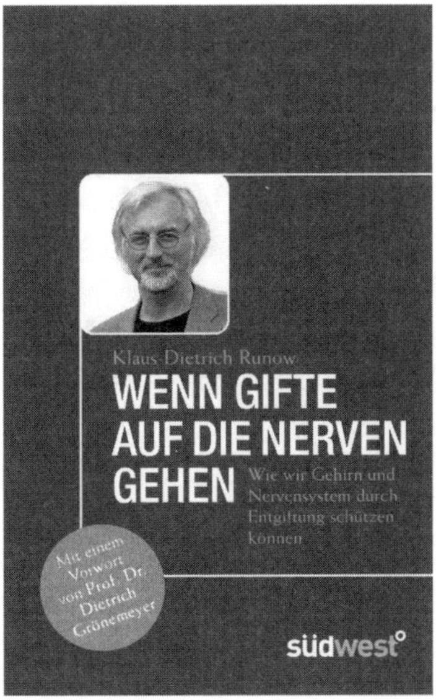

Dieses Buch beleuchtet den Zusammenhang zwischen Umweltfaktoren und neurodegenerativen Erkrankungen wie Parkinson, Alzheimer, Multiple Sklerose etc., die auch bei jüngeren Patienten stark zunehmen, und beschreibt die Entgiftungsbehandlung als wichtiges Instrument von Runows ärztlicher Tätigkeit.

ISBN 978-3-517-08387-2

Danke

25 Jahre Umweltmedizin mit einem Höchstmaß an Verständnis und Engagement für chronisch kranke Patienten ist nicht ohne die Unterstützung der Familie, von Freunden und motivierten Mitarbeiter/innen möglich. Hierfür bedanke ich mich besonders bei meiner Frau Hiltrud.

Danke auch an meinen Sohn Christian, Lisa Biermann, Enkelsohn Linus, Mechthild und Karl-Heinz Stefani, Katja Schubert und Nadine Siebert.

Für die kontinuierlich gute Zusammenarbeit und Förderung überregionaler Fortbildungsveranstaltungen bedanke ich mich bei Herrn Felix Henrichs und freue mich auf den gemeinsamen Aufbau der europäischen Academy for Functional Medicine (AFM), einer Fortbildungseinrichtung für Ärzte, die sich für die moderne angewandte Umwelt- und Ernährungsmedizin interessieren. Auch hier wird dem Thema »Darm-Hirn-Verbindung« immer besondere Aufmerksamkeit geschenkt werden.

Ich freue mich auch darüber, dass wir in diesem Jahr die Diagnostik- und Therapiemöglichkeiten für unsere Patienten weiter ausbauen dürfen. Diesbezüglich bedanke ich mich für die konstruktive und freundschaftliche Zusammenarbeit mit Prof. Werner Kleinkauf und Uwe Kleinkauf.

Für die stets gute Beratung in freundschaftlicher Atmosphäre sowie die professionelle Umsetzung meines Manuskripts danke ich Herrn Dr. Harald Kämmerer und dem Team des Südwest Verlags in München ganz besonders.